Deuxième édition

Docteur Dieudonné MOUTAPAM

Cancer du sein

Comment le prévenir par la nutrition

Rôle majeur du microbiote du sein et de l'intestin

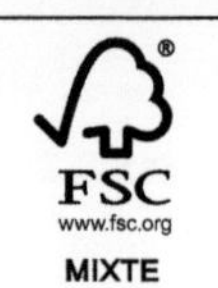
FSC
www.fsc.org
MIXTE
Papier issu
de sources
responsables
Paper from
responsible sources
FSC® C105338

Deuxième édition

Cancer du sein

Comment le prévenir par la nutrition

Rôle majeur du microbiote du sein et de l'intestin

Édition : BoD · Books on Demand GmbH, In de Tarpen 42,
22848 Norderstedt (Allemagne)
Impression : Libri Plureos GmbH, Friedensallee 273,
22763 Hamburg (Allemagne)

ISBN : 978-2-3225-5870-4
Dépôt légal : Décembre 2024

EPIDEMIOLOGIE ET ETAPES D'EVOLUTION DU CANCER DU SEIN

Le cancer du sein est le cancer le plus fréquent chez la femme dans les pays occidentaux. Le taux d'incidence standardisé à la population mondiale par cancer du sein estimé en France en 2012 est de 88 pour 100 000 femmes. Il est supérieur à celui estimé au sein de l'Union européenne (77,1/100 000), aux Etats-Unis (76,0/100 000) et au Canada (83,2/100 000). En Allemagne, l'incidence de ce cancer est de 62.52/100 000, et en Belgique de 45.6/100 000, principale cause de décès chez la femme entre 40 et 65 ans dans ce pays. Il a touché plus de 53000 femmes en 2011 en France. Le nombre de cancer du sein augmente en France du fait du dépistage organisé depuis 2004. Cependant, le taux de mortalité a diminué ces dix dernières années, du fait des traitements et d'une prise en charge plus adaptée. Le taux de survie à 5 ans est de 85 %, quelque-soit l'âge et le stade de la maladie. Chez l'homme, il est estimé à 1 % de tous les cancers du sein. Il existe deux origines de cancers : l'une est d'origine génétique, soit environ 5 à 10% de cancers, et la deuxième est liée à la nutrition et l'environnement soit 90 à 95 %. Le cancer génétique est celui qui est difficile à prévenir, parce qu'il est lié aux mutations génétiques héréditaires, dont certaines sont connues par exemple la mutation des gènes *BRCA1 et BRCA2* (Breast Cancer), qui représente 80 % des formes héréditaires du sein et de l'ovaire. On considère que 65 % de cancers du sein héréditaires isolés sont liés à cette mutation, selon l'Institut de Veille Sanitaire français. Les autres mutations connues sont *TP 53, CHEK2, ATM, CACH1*.Les antécédents familiaux sont importants à considérer. Le risque de développer un cancer du sein est très élevé chez la fille, si la mère a fait un cancer avant la ménopause. Le risque est double si la mère et la sœur ont eu un cancer. D'autres mutations ne sont pas connues. On est parfois surpris par l'apparition d'un cancer du sein chez une femme de moins de 35 ans, sans que l'on retrouve les mutations habituelles des cancers génétiques connus. La particularité du cancer génétique, est qu'il apparaît en général avant l'âge de 40 ans et est transmissible à la génération des filles issues d'une mère atteinte, même si l'expression du gène n'est pas systématique. Par ailleurs, on peut porter le gène sans être malade. L'ablation systématique des deux seins comme le font certaines équipes américaines n'est pas forcément la meilleure attitude, car sujette à de nombreuses mutilations et un problème psychologique important. Mais il faut noter qu'après découverte du gène chez certaines personnes, la hantise d'un cancer peut les conduire à choisir cette méthode radicale. Dans un suivi qui s'étale sur 25 ans, l'INSERM (**I**nstitut **N**ational de la **S**anté **E**t de la **R**echerche **M**édicale) a noté une augmentation de la fréquence du cancer du sein de 60 %. Les cancers hormonaux dépendants sont encore plus concernés par cette augmentation. Le reste des cancers, soit 95%, sont acquis, soit par nos comportements alimentaires, notre hygiène de vie, en particulier la sédentarité et le surpoids. Une mauvaise alimentation, riche en graisses saturées, et en sucres rapides, associée à une faible consommation de légumes et de fruits. La consommation d'alcool peut augmenter significativement le risque. Nous retrouvons dans notre environnement des agents polluants, des pesticides et des hormones, dans l'eau de boisson, ou dans la viande des animaux. Ces hormones et agents polluants rentrent dans notre consommation. De nombreux perturbateurs endocriniens, se trouvent dans l'air, l'eau de boisson, les bouteilles plastiques et les aliments. Nous allons le voir plus loin. L'imprégnation hormonale, est aussi un facteur de risque important, on parle de puberté précoce avant l'âge de 12 ans et de ménopause tardive après l'âge de 54- 55 ans, qui augmente la durée d'exposition aux estrogènes. L'âge est un facteur de risque, la plupart des cancers surviennent après l'âge de 50 ans. Le fait de n'avoir pas eu d'enfant ou de n'avoir pas allaité peut augmenter un peu le risque de développer un cancer du sein. Une alimentation trop riche en viande, le manque d'apport de certains nutriments qui protègent contre le cancer, comme les omégas 3, la vitamine B6, les extraits de brocolis comme l'indol-3-carbinol et d'autres légumes anticancéreux. Les phyto-estrogènes du soja, les légumes secs, les graines de lin, sont les végétaux qui ne sont plus assez consommés. Nous allons sur les prochaines pages détailler certains éléments environnementaux responsables du cancer du sein.

QUELS SONT LES SOUS-TYPES PERTINENTS DU CANCER DU SEIN ?

Le cancer du sein (BC) est l'une des tumeurs les plus courantes chez les femmes dans le monde et malgré des progrès significatifs dans son diagnostic et son traitement, il y a encore plus de 40 000 décès par an. Cliniquement, les patients atteints de cancer du sein présentent des maladies avec des évolutions très différentes et grâce aux avancées technologiques, différents profils moléculaires ont été décrits dans ce type de tumeur. À ce jour, quatre sous-types génétiques majeurs de carcinome invasif du sein ont été identifiés avec une pertinence pronostique et thérapeutique, tels que :

- Le sous-type luminal A, présentant une expression élevée aux récepteurs des œstrogènes (ER) et de la progestérone (PR) sans récepteur du facteur de croissance humain de type 2 (Her2) surexpression et faible indice de prolifération cellulaire (ER+/PR+ et HER2-)
- Le sous-type luminal B (ER+/ PR+ et index de prolifération (HER2) élevé) ;
- Le groupe de tumeurs surexprimant Her2 (ER−/PR− et Her2+),
- Le sous-groupe triple négatif ou TNBC (ER-/PR− et Her2−).

Les principaux facteurs associés à un risque accru chez ces patientes sont l'âge avancé, les antécédents génésiques, les antécédents personnels ou familiaux de maladie mammaire, la prédisposition génétique et les facteurs environnementaux. La plupart des cas sont diagnostiqués à des stades localisés lorsque la maladie est potentiellement curable. Dans l'ensemble, la survie moyenne d'un patient après cinq ans est de 89,2 %. Le stade de la tumeur est un facteur crucial influençant la progression. À cet égard, la survie dans les tumeurs de stade I est supérieure à 98 %, mais dans le stade III, le taux de survie diminue à 24 %. Il existe d'autres facteurs affectant la présentation et les résultats de la Colombie-Britannique ; par exemple, les femmes atteintes de cancer du sein (BC) invasif ont un risque plus élevé de cancer du sein controlatéral ainsi que celles qui ont un carcinome canalaire ou lobulaire in situ, ou des antécédents de maladie proliférative bénigne, qui ont un risque accru de cancer du sein. D'autre part, les résultats diffèrent en fonction des sous-types de cancers mentionnés ci-dessus. La majorité des rechutes apparaissent après 5 ans et affectent fréquemment les sous-types luminaux (A et B), tandis que les cas de TNBC (triples négatifs) et Her2+ rechutent plus fréquemment et surviennent beaucoup plus tôt. Le sous-type luminal A, a le meilleur pronostic et le sous-type basal-like est celui qui a le pire pronostic.

Compte tenu de tout ce qui précède, l'identification des cas à des stades très précoces à l'aide de méthodes d'imagerie diagnostique, telles que la mammographie et la résonance, ainsi que de méthodologies moléculaires ultrasensibles, est primordiale pour évaluer les risques et l'impact clinique de la maladie.

Le diagnostic peut se faire par la patiente elle-même qui découvre une masse dans son sein, ou par l’examen du médecin qui palpe le sein. On confirme ce diagnostic par une échographie, une mammographie et des biopsies. Il faut alors compléter ces examens par un bilan d'extension qui permet de savoir si la maladie est restée cantonnée dans le sein ou si elle a diffusé hors du sein. Les organes comme, le foie, les os, les poumons, les ganglions lymphatiques peuvent être touchés, ainsi que le cerveau. Une radiographie du thorax est pratiquée, ainsi que le scanner du corps entier. La scintigraphie osseuse recherche des métastases osseuses. D'autres examens comme le *PET SCAN* peuvent être nécessaires à certains stades de la maladie pour savoir si un ganglion lymphatique profond est intéressé ou pas (petits organes reliés les uns aux autres formant une chaine de drainage d'un liquide du corps, lymphe). *L'IRM* du sein peut être faite dans certains cas complexes. Après ce bilan d'extension, on va classer la maladie selon les critères T.N.M qui veut dire : (« T » comme taille de la tumeur, « N » comme ganglions en anglais « Node », c'est le nombre de ganglions envahis, et « M » comme métastases, la présence ou non de métastases. M0 pas de métastases, M1 présence de métastases. Par exemple T1, veut dire que la taille de la tumeur est inférieure ou égale à 1 cm, T2, entre 1 et 2 cm, T4 une volumineuse supérieure à 6 cm qui va jusqu'à la paroi du thorax. Pour l'atteinte ganglionnaire, N0 veut dire pas de ganglions touchés par le cancer. N1, N2, et N3 définissent le nombre de ganglions envahis à partir du premier ganglion. Plus le nombre de ganglions envahis est élevé, plus les récidives sont importantes. On fait également un bilan biologique complet, en particulier le *CA 15-3*, marqueur spécifique du cancer du sein.

Il existe une autre classification radiologique qu'on appelle *A.C.R (Amérian College of Radiologists).* Elle part de *ACR0 à ACR5*, soit 6 catégories d'images, présence ou nom d'anomalie radiologiques, surveillance rapprochée ou non.

Sans oublier la classification des quatre sous-types génétiques, pronostics et thérapeutiques que nous avons vus ci-dessus.

Le cancer évolue en 4 étapes. L'initiation, la promotion, la progression et les métastases.

L'initiation c'est la phase initiale où pendant les copies de l'ADN lors de la division cellulaire, il apparaît une lésion grave et irréversible. La cellule portant cette lésion de l'ADN, va se multiplier et ne plus pouvoir mourir. Ce phénomène est indétectable et se passe à l'échelle de la multiplication cellulaire. Nous avons des mécanismes naturels de contrôle de cette multiplication cellulaire avec une possibilité de détruire naturellement ces cellules par notre système immunitaire.

La promotion est l'étape où ces cellules qui se multiplient anormalement, élaborent des stratégies pour se protéger de l'attaque de notre système immunitaire. Ces cellules vont libérer des protéines et des messagers chimiques, qui leurs permettent de se rendre immortelles.

La progression, c'est l'étape où les cellules immortelles envahissent les tissus voisins et se développent à l'échelle visuelle. Elles fabriquent leurs propres vaisseaux sanguins. Elles deviennent capables de libérer des petits morceaux qui s'installent plus loin dans les vaisseaux lymphatiques. C'est aussi la phase de la résistance à la chimiothérapie.

Les métastases sont donc des bouts de cette tumeur qui vont emprunter les voix sanguines pour aller s'implanter ailleurs dans le corps, c'est-à-dire très loin de l'endroit où elles sont nées.

Nous n'allons pas parler des traitements du cancer du sein. Ils comportent, la chirurgie, la chimiothérapie, la radiothérapie, l'hormonothérapie et de nouvelles thérapies ciblées. Les techniques génomiques sont en cours pour déterminer les profils génétiques, que l'on pourra traiter sans chimiothérapie. Chaque femme est différente et le traitement peut varier en fonction des situations. Dans tous les cas on opère la patiente pour recueillir des cellules cancéreuses et les analyser. En fonction des résultats une stratégie est déterminée, après une réunion de concertation pluridisciplinaire. Certaines tumeurs possèdent des récepteurs hormonaux, elles bénéficient le plus souvent d'une hormonothérapie. Dans certains cas on peut utiliser les nouvelles thérapies qui sont les anti-facteurs de croissance. Ces médicaments inhibent les récepteurs des cancers et bloquent leurs mécanismes de fonctionnement. Ces récepteurs de membrane s'appellent *HER* avec des numéros 1, 2, 3, 4, ce qui signifie *Human Epidermal Growth Factor*. Les cellules cancéreuses qui expriment ces récepteurs reçoivent un médicament spécifique qui va s'ajouter au traitement habituel.

Quelles sont les parties du sein intéressées par le cancer?

On constate deux principaux types de cancers du sein.

Le cancer du sein **non invasif dit in situ**, est la forme de cancer très précoce. Cette forme se développe à l'intérieur des canaux de lactation (lait) du sein (voir schéma). Ce cancer est souvent non palpable et est découvert à la mammographie systématique de prévention. A ce stade il ne se dissémine pas aux ganglions, ni aux organes. Il est uniquement localisé dans les canaux du sein. Ce cancer est guérissable dans la quasi-totalité des cas.

Le cancer du sein **invasif, ou cancer infiltrant**. Les cellules cancéreuses ont franchi la barrière des canaux et ont envahi les cellules avoisinantes, voir plus loin, les ganglions ou les métastases générales. Ce cancer est souvent palpable. Localisé il peut être encore guérissable. Si on le laisse évoluer, alors la maladie se généralise. On décrit plusieurs types de cancers invasifs : *le carcinome canalaire infiltrant et le carcinome lobulaire infiltrant*. En fonction des types cellulaires qui les composent, on distingue le carcinome colloïde, tubulaire, médullaire et papillaire. Il existe une forme particulière, c'est le cancer du sein inflammatoire : le sein est rouge, avec un œdème, il est chaud et parfois douloureux, avec un aspect de peau d'orange. Parfois on voit une petite plaie du sein qui ne guérit pas sous antibiotique, qui dure dans le temps, c'est la « maladie de Paget du sein ».

Le carcinome lobulaire in-situ n'est pas un véritable cancer, mais un terrain qui va favoriser le cancer.

Nous avons vu que le cancer du sein se développe sous l'influence principale des œstrogènes. En d'autres termes il faut un climat estrogénique important, une sécrétion d'estrogène ou un apport d'œstrogènes extérieurs pour favoriser le développement du cancer. Un microbiote intestinal ou mammaire déséquilibré peut favoriser l'accumulation des œstrogènes.

LES CINQ PILLIERS POUR PREVENIR LE CANCER DU SEIN

1. Il faut moduler et réguler les hormones en particulier les œstrogènes. C'est l'emballement des hormones et leur mauvaise élimination qui sont à l'origine du cancer du sein (non génétique).

2. Promouvoir une alimentation antioxydante, riche en oméga 3, en vitamine D, sans pesticides, protectrice des cancers.

3. Optimiser le métabolisme de la **mitochondrie,** qui est la centrale énergétique de nos cellules. C'est une bactérie primitive incorporée dans nos cellules depuis des milliards d'années, qui protège contre les cancers.

4. Lutter contre l'inflammation intestinale (inflammation de bas grade ou inflammation silencieuse), qui est la source de toutes nos maladies chroniques. Améliorer le microbiote intestinal qui est en étroite collaboration avec le microbiote du sein.

5. Pratiquer une activité physique régulière pour renforcer le système immunitaire et rester calme. Le stress peut favoriser les cancers.

CHAPITRE I

QUEL EST LE RÔLE DES HORMONES DANS CE CANCER ?

La glande mammaire est soumise à deux types d'hormones : les œstrogènes et la progestérone. Ces deux hormones viennent des ovaires pour toutes les femmes jeunes, jusqu'à la ménopause. Une troisième hormone intervient mais seulement de façon importante pendant la grossesse, la prolactine. Nous n'aborderons pas le rôle spécifique de cette hormone.

Les œstrogènes sont responsables du développement de la glande mammaire pendant la poussée hormonale de la préadolescence. Ont dit que c'est une hormone proliférative, parce qu'elle permet de fabriquer le tissu mammaire en très grande quantité pendant l'adolescence. Le sein peut acquérir un volume important en moins d'une année chez certaines jeunes filles. Cette hormone accompagne aussi la prise de poids des femmes enceintes sur certaines zones du corps, constituant des réserves pour la maternité. Les œstrogènes assouplissent les tissus pendant la grossesse, et l'on observe un certain relâchement cutané, et de certains muscles du périnée.

S'exposer de manière prolongée aux œstrogènes est considérée comme un facteur étiologique de cancers œstrogène-dépendants, comme le cancer du sein. Un des effets les plus importants est leur contribution au développement et à l'évolution du cancer du sein et de l'endomètre. Les œstrogènes sont éliminés de l'organisme par transformation en produits non actifs (non estrogéniques) qui passent dans les selles et les urines. Nous n'allons pas nous éterniser sur les œstrogènes, car il y aurait beaucoup de choses à dire sur leur métabolisme. Les œstrogènes agissent également, sur le cœur, la peau, les os, l'intestin, le cerveau, l'utérus, la thyroïde, voire le muscle.

La progestérone quant à elle est considérée comme l'hormone de la différenciation, c'est-à-dire celle qui permet aux cellules du sein de terminer de façon convenable leur développement. On dit classiquement qu'elle est antiproliférative, mais son rôle reste encore controversé dans le développement du cancer du sein. Lorsqu'on cultive, les cellules cancéreuses mammaires ayant des récepteurs aux œstrogènes et à la progestérone, on constate que cette progestérone se comporte comme un anti-œstrogène, en faisant chuter les récepteurs aux œstrogènes. Son action anticancer du sein est liée à une action anti-œstrogénique, par une diminution du taux des récepteurs aux œstrogènes, et une augmentation de l'activité d'une enzyme la ***17 bêta*** (17 béta hydroxy stéroïde déshydrogénase), qui transforme l'œstradiol en œstrone, l'hormone anticancéreuse de la femme enceinte. Ainsi le taux d'estrogènes diminue dans le sein et protège le sein du cancer. Ces observations sont rapportées dans l'étude de Mr Gompel. A en 1986, reprise par Mr Lydon JP et son équipe en 1995.

QU'EST-CE QUI INFLUENCE LE CLIMAT OESTROGENIQUE D'UNE FEMME ?

Nous venons de voir que ce sont les œstrogènes qui sont à l'origine des cancers du sein. Qu'est ce qui peut provoquer une augmentation de ces œstrogènes, ou qui modifie leurs fonctionnements ?

Cette imprégnation œstrogénique dépend de trois éléments principaux :

1. **La durée d'exposition aux œstrogènes** : soit la **puberté précoce** avant l'âge de 12 ans, soit la **ménopause tardive** après 55 ans, et la durée de la contraception hormonale. Plus la contraception hormonale est longue plus le sein est soumis aux

hormones. Ce qui augmente le risque de cancer du sein.

2. **La quantité de l'hormone libre circulante** : plus la quantité d'œstrogènes circulants dans le sang est importante, plus le risque de cancer du sein est augmenté. On admet que l'élévation d'un facteur 2 de l'hormone libre circulante peut augmenter de 30 % le risque de cancer du sein.

3. **La qualité de la détoxication des œstrogènes**, c'est-à-dire la capacité qu'à l'organisme de les éliminer rapidement, dans les urines et les selles.

L'imprégnation aux œstrogènes vécue, par une femme au cours de sa vie conditionne son état de santé. L'imprégnation aux œstrogènes est positivement corrélée au risque de cancer du sein.

De même, plus cette imprégnation est réduite, moins le risque est important. **La première grossesse** vient réduire l'imprégnation œstrogénique. En effet l'apport massif de la progestérone et de prolactine, associé à la baisse significative de l'activité œstrogénique, va mettre le sein au repos. Ce qui va entraîner une destruction massive des petites tumeurs non détectables en formation. La première grossesse avant l'âge de 30 ans, va donc réduire le risque de cancer du sein. En revanche, l'absence de grossesse, qu'on appelle la nulliparité est une cause suffisante de cancer du sein.

4. **La qualité du microbiote** intestinal et du sein qui est en étroite collaboration avec le microbiote du sein. Ce microbiote de l'intestin a une action directe sur le métabolisme des œstrogènes parce qu'il va permettre la dé conjugaison de ces œstrogène et leur relargage dans la circulation sanguine.

5. **La consommation excessive de calories** influence la sécrétion d'œstrogènes c'est une des explications sur la survenue de cancer du sein, plus fréquente chez les femmes en surpoids.

Quelles sont les conséquences de l'excès de calories dans la sécrétion des œstrogènes ?

L'excès calorique entraîne une perturbation de l'axe cerveau-ovaire (hypothalamo-hypophyso-ovarien), c'est l'influence du cerveau sur le fonctionnement des ovaires.

- On note une perturbation de l'action des glandes surrénales avec une stimulation de l'hormone de croissance, qui risque de promouvoir le cancer en stimulant le développement des cellules cancéreuses.

- On constate une perturbation de la pulsatilité de deux hormones fabriquées dans le cerveau. La FSH, qui stimule le développement des follicules de l'ovaire, et LH qui stimule le corps jaune après l'éclosion ovulaire, entraînant un **excès d'œstrogènes**. En effet ces deux hormones FSH et LH fabriquées par l'hypophyse, qui servent à la croissance et à la maturation des ovules qui apparaîtrons lors de la fécondation, ont une sécrétion pulsatile. On peut comparer ce rythme de sécrétions, au tic-tac des aiguilles d'une montre. Cette pulsatilité module le débit de sécrétion de ces hormones.

-L'excès calorique peut aussi entraîner une hyperœstrogénie par augmentation de la sécrétion d'œstrogènes, avec une diminution de son élimination.

Il est donc important de ne pas consommer beaucoup de calories, dans notre ration quotidienne.

Quelles sont les autres causes de perturbation des œstrogènes ?

Le surpoids : la prise de poids est impliquée dans l'augmentation des œstrogènes circulants. De nombreuses études montrent une corrélation entre surpoids et prévalence d'une forte imprégnation œstrogénique associée au cancer du sein. **Le surpoids** transforme les androgènes qui sont des hormones contenues dans nos graisses et sur la peau en œstrogènes. Donc une femme obèse a un climat œstrogénique fort.

Les perturbateurs endocriniens : sont des molécules contenues dans certains polluants, certains pesticides, les bouteilles plastiques, biberons des enfants, viennent interférer avec nos hormones naturelles et provoquent un excès d'œstrogènes. Ces molécules sont parfois très proches de nos œstrogènes. Parmi ces perturbateurs endocriniens on trouve les Phtalates et le Bisphénol A. Le bisphénol A est une molécule découverte à la fin du dix-neuvième siècle pour traiter l'infertilité féminine, prévenir les fosses couches et les naissances prématurées. Mais le Bisphénol A n'a jamais été utilisé en clinique, car remplacé par le Distilbène, ce médicament interdit qui a créé de nombreuses malformations chez les enfants des mères exposées au Distilbène. Le Bisphénol A est utilisé pour fabriquer des plastiques durs et transparents, résistants à la chaleur : ce sont des polycarbonates, des résines époxy.

Certains aliments contiennent des estrogènes, ce sont les phytoœstrogènes qu'on trouve dans les plantes en particulier le soja et les lignanes qui sont en grande partie dans les grains de lin. Ces phytoœstrogènes et ces lignanes sont plutôt protecteurs du cancer du sein.

La pilule contraceptive. Il est impératif de demander à des jeunes filles âgées de moins de 16 ans de pas avoir des rapports sexuels, car ces rapports les obligent à prendre la pilule contraceptive très tôt, ce qui aggrave considérablement le risque de cancer du sein. **On admet que prendre une contraception hormonale avant l'âge de 16 ans augmente le risque de cancer du sein de 60 %. Pour en savoir plus, je vous invite à lire le document de John R.Lee David Zava, Virginia Hopskins, *tout savoir sur le cancer du sein*, Edition française, Sully, 2002.**

Prescrire la pilule contraceptive chez la jeune fille en pleine puberté est une grosse erreur. J'ai observé moi-même, une explosion de la glande mammaire avec prise de 60 % de volume en plus, et des vergetures chez une jeune fille de 16 ans, à qui son gynécologue avait prescrit une pilule pour les règles douloureuses. Il faut rappeler que la prescription d'hormones, chez ces jeunes filles, dont la glande mammaire n'a pas terminé son développement, peut entraîner la promotion de cellules cancéreuses. **La glande mammaire termine son développement à la fin de la première grossesse. La pilule peut entraîner une hyperplasie du sein avec formation des kystes, ou fibroadénomes, capables de se transformer en cancer du sein, en passant par plusieurs étapes de maturation.** La contraception hormonale expose l'organisme à des doses d'hormones très importantes, par rapport à la sécrétion naturelle. Comme le dit le Pr Henri JOYEUX, les adolescentes doivent donc éviter de débuter très tôt une contraception hormonale.

Quels sont les nutriments qui modulent l'activité des estrogènes ?

Il faut moduler la synthèse de ces œstrogènes par la nutrition.

Les Acides Gras, c'est-à-dire le type de graisses que nous consommons. Parmi les acides gras, on distingue les **acides gras saturés** par exemples l'huile de coco, les **acides gras monoinsaturés**, par exemple l'acide oléique, l'huile d'olive ou d'avocat, les **acides gras polyinsaturés**, les plus importants sont les **omégas 6** dont la structure contient une double liaison au niveau du carbone 6, et les **omégas 3** dont la double liaison est au niveau du carbone 3. **Les mauvaises graisses**, par exemple un excès d'oméga 6 ou de graisses saturées d'origine animales, vont aggraver le pouvoir « toxique » de nos œstrogènes. Certaines graisses saturées d'origine végétales comme la noix de coco, posent moins de problèmes, car riche en triglycérides à chaines moyennes, dont facilement assimilées par l'organisme. Lorsque ces mauvaises graisses sont attachées à nos œstrogènes, ces œstrogènes augmentent leurs pouvoir œstrogénique, dont cancérigène. Il est donc important d'avoir un apport équilibré en graisses polyinsaturées, avec un rapport oméga 6 / oméga 3 équilibré, soit quatre omégas 6 pour un oméga 3 (4/1).

On trouve essentiellement des omégas 3 dans l'huile de Colza, de Lin, l'huile de noix, l'huile de chanvre, ainsi que dans les poissons d'eau de mer froide, comme la sardine, le maquereau, le thon, le flétan, le hareng, le cabillaud.

Les omégas 6 sont dans l'huile de tournesol, l'huile de soja, de germe de maïs…et dans les graisses animales.

Puisque notre consommation de mauvaises graisses est très importante dans notre alimentation industrielle, comme par exemple l'huile de palme, nous devons augmenter notre consommation de bonnes graisses et d'omégas 3.

Le beurre est beaucoup plus intéressant que les margarines industrielles. Il contient les triglycérides à chaine moyenne, en revanche il est riche en acides gras saturés et insaturés. Il nous apporte aussi l'acide butyrique, protecteur contre les cancers. La composition du beurre est particulièrement bonne pour la santé, mais à condition que sa production soit issue des animaux élevés selon leur mode naturel.

Les margarines peuvent contenir un taux d'acide gras « trans » toxiques pour le cœur et les vaisseaux et susceptibles de créer de l'inflammation.

Les acides gras, oméga 3 sont de puissants antiinflammatoires et sont capables de moduler le pouvoir des œstrogènes dans nos cellules, c'est-à-dire de diminuer leur nocivité. Les omégas 3 protègent le système cardiovasculaire, renforcent l'immunité, diminuent la fabrication des nouveaux vaisseaux nécessaires aux cellules cancéreuses pour se développer. On dit qu'ils inhibent l'angiogenèse. A l'institut Gustave Roussy de Villejuif Paris, une étude comportant 56007 femmes montre qu'un **apport élevé** en acides gras **oméga 6**, associé à une **baisse des omégas 3** augmente le risque de cancers du sein. Dans une autre étude publiée en 2014 par Camille Pouchieu et son équipe, le risque du cancer du sein augmente fortement avec la baisse du rapport oméga 3/oméga 6 dans la graisse de ces femmes ou dans le sang, ainsi que dans la graisse prélevée dans leurs seins.

La structure des acides gras oméga 3 ou oméga 6 consommés peut promouvoir le cancer.

Pourquoi dit-on qu'un acide gras est « **trans** » ou « **cis** », et pourquoi les acides gras trans sont mauvais pour la santé ? Ces molécules sont constituées essentiellement de carbone et d'hydrogène. La double liaison de la molécule carbone-carbone peut se présenter de deux façons dans l'espace. Soit les deux hydrogènes sont du même côté de la molécule alors c'est une molécule « cis », soit les hydrogènes sont situés l'un d'un côté et l'autre de l'autre côté de la molécule on parle de molécule « trans »

```
H             H
   \         /
     C = C          Les 2 hydrogènes H sont du
même côté
   /         \
 CH3          COOH      Forme CIS

H            COOH
   \         /
     C = C          Les 2 hydrogènes H sont
opposés
   /         \
 CH3          H     Forme Trans
```

Quelles sont les sources d'acides gras

Acide Gras	double liaison	sources
Saturé+	12-16	lait, viande
Trans		Pâtisserie,
	Viennoiserie	
Linoléique	C18 :2n-6	Huiles
végétales		
Alpha-linolénique	C18 :3n-3	Végétaux verts,
		Lin, soja, colza
EPA	C20 :5n-3	Animaux
marins		
		Huiles de
poisson		
DHA	C20 :6n-3	Animaux
marins		
		Huile de foie de
morue		

INTERÊT DES ACIDES GRAS Oméga 3

Les omégas 3 sont très importants dans l'organisme. Ils ont plusieurs effets.

- Réduction des décès d'infarctus du myocarde
- Diminution du taux des triglycérides
- Intérêt majeur dans le système nerveux central et développement de l'œil.
- Réduction de l'inflammation
- Réduction du risque des cancers
- Diminution du cholestérol
- Diminution du Diabète
- Prévention des migraines
- Traitement de l'asthme
- Traitement du Psoriasis
- Diminution de la pression artérielle
- Gestation et prévention du travail prématuré pendant la grosse
- Diminution de la dépression

Recommandations en acides gras pour l'adulte 2000 kcal par jour
Acides gras indispensables

Acide linoléique (Huiles végétales)	4 %
Acide α-linolénique (Lin, soja, noix)	1 %
Acide docosahexaenoïque, DHA (Poissons gras et animaux marins)	250 mg

Acides gras non indispensables

Acide eicosapentaénoïque, EPA (Poissons gras et animaux marins)	250 mg
Acides laurique + myristique + palmitique	≤ 8 %
Acides gras saturés totaux (Certaines huiles industrielles)	≤12 %
Acide oléique (Huile d'olive)	15-20 %

D'autres nutriments modulent la sécrétion d'œstrogènes, en particulier les **phytoœstrogènes**. Ce sont les œstrogènes des plantes que nous consommons.

LES AUTRES MODULATEURS DES OESTROGENES SONT LES PHYTOESTROGENES ET LES LIGNANES

LES PHYTOESTROGENES sont des molécules possédant une structure chimique semblable à l'œstradiol, une hormone produite naturellement par les ovaires des femmes. Ce sont des molécules contenues dans les plantes, proches des hormones féminines, comme les isoflavones de soja qui concentrent une grande quantité. On en trouve aussi dans les oignons, la luzerne, le trèfle rouge, les pommes, le vin rouge, légumes secs et bien d'autres plantes tropicales. La *formononétine* et la *biochanine A*, sont les principales molécules présentes dans le trèfle rouge. Les isoflavones les plus répandus sont la *génistéine*, la *daidzéine*, la *glycitéine*. Ces molécules sont très importantes pour prévenir certains cancers hormonodépendants comme le cancer du sein. Elles nécessitent lorsqu'elles sont consommées, l'intervention de notre flore intestinale (nos bactéries de l'intestin), pour les transformer en molécules actives. On les utilise aussi pour lutter contre les troubles de la périménopause : bouffées de chaleur, trouble de l'humeur, hypersudation, troubles du sommeil, saignements ...Les phytoœstrogènes protègent les vaisseaux sanguins contre l'infarctus et l'athérosclérose. Ce sont des molécules antioxydantes et anti cancéreuses. On constate aussi un effet bénéfique sur le cancer de l'endomètre, le cancer de la prostate chez l'homme et l'ostéoporose.

Certaines observations parlent d'une prévention possible du cancer du côlon.

Cependant une certaine prudence s'impose **pendant la grossesse**. L'institut national d'éducation pour la santé (Inpes), demande de limiter les compléments alimentaires de soja pendant la grossesse, et propose de se limiter à un apport inférieur à 1 mg/kg/j. On craint un risque dans le développement génital de l'embryon et un risque accru de cancer du testicule et du sein. Mais cela est une simple précaution sans lien démontré jusqu'à présent. Les autorités disent de ne pas manger plus d'un aliment contenant du soja par jour **pendant la grossesse et l'allaitement.**

LES LIGNANES, graines de lin broyées, sont une autre classe des **phytoœstrogènes**, mais leur métabolisme nécessite l'intervention de nos bactéries de l'intestin, pour les transformer en produits actifs intéressants pour la lutte contre les cancers, la protection cardiovasculaire et le système immunitaire. Ce sont le *sécoisolaricirésinol* et le *matairésinol* ou les *diglucosides*. Pour avoir ces effets bénéfiques, il faut stimuler la flore intestinale par l'apport des probiotiques adaptés en quantité suffisante. Les graines de lin contiennent une grande quantité de lignanes environ 80 mg pour 25 g de graines. Certaines plantes comme les graines de pavot, de citrouille, de sésame, le seigle, l'orge, l'avoine, contiennent des quantités plus faibles.

Les Phytoœstrogènes améliorent le pouvoir estrogénique en agissant dans les deux sens :

- Ils corrigent l'excès des œstrogènes, donc préviennent le cancer du sein,
- Ils améliorent la carence en œstrogènes donc limitent les troubles de la ménopause.

QUEL EST LE MECANISME D'ACTION DES PHYTOESTROGENES ? (ISOFLAVONES)

Nous avons **deux types de récepteurs aux œstrogènes** dans l'organisme. Les **récepteurs alphas** et **les récepteurs bêtas**. Il existe deux isoflavones de sojas importants contre le cancer, la *génistéine* et la *daïdzéine.*

Les récepteurs bêta-œstrogéniques, qui exercent des effets favorables pour la santé, sont principalement dans les cellules du sein, le poumon, la prostate, les os et le thymus.

Les récepteurs alpha-œstrogéniques sont principalement trouvés dans le tissu du sein, l'utérus, les ovaires, les testicules et le foie. Dans ces endroits, les isoflavones de soja protègent les récepteurs du sein contre les œstrogènes et diminuent la prolifération tumorale.

Les isoflavones de plantes (phytoœstrogènes) s'accrochent aux récepteurs bêta-œstrogéniques des cellules du sein, des ovaires et de l'endomètre. Les isoflavones de soja présentent une structure similaire à celles des œstrogènes humains. Ils peuvent donc s'adapter aux récepteurs bêta- œstrogéniques. Mais comme les isoflavones sont mille fois plus faibles que les œstrogènes, ils sont capables de diminuer le risque de déclencher un cancer du sein, en se fixant sur les mêmes récepteurs que les œstrogènes. Ils occupent leurs places en étant mille fois moins toxiques. Par ce moyen, ils vont empêcher nos œstrogènes de se fixer sur leurs récepteurs habituels, ce qui provoque leur élimination immédiate.

Les **isoflavones de soja** ont d'autres actions physiologiques. Ils peuvent arrêter la croissance des cellules cancéreuses par leurs effets antioxydants. Les isoflavones semblent avoir un effet puissant sur la croissance et la régulation cellulaires, en favorisant l'inhibition des enzymes nécessaires à la division cellulaire, et bloquent la formation de nouveaux vaisseaux sanguins par les cellules cancéreuses (l'angiogenèse).

Les études ont montré que les isoflavones peuvent se lier aux deux récepteurs des œstrogènes (les récepteurs alpha et les récepteurs béta). L'affinité de la *génistéine* pour les récepteurs béta est 20 fois plus importante que pour les récepteurs alpha. La *daïdzéine* se lie quant à elle de façon préférentielle aux récepteurs béta.

Sitons les autres phytoestrogènes connus comme La mélisse (Melissa officinalis), la verveine (Verbena officinalis) et l'achémille (Alchemilla vulgaris) qui régule les règles et lutte contre la cellulite.Ces plantes protègent aussi contre le cancer du sein.

GENESTEINE LA DAÏDZEINE

Au final, les phytoœstrogènes modulent l'effet des œstrogènes en **bloquant le récepteur alpha** des œstrogènes qui stimule le cancer, et en **activant le récepteur béta** des œstrogènes qui protègent contre le cancer. Ils inhibent **l'aromatase,** cette enzyme qui augmente la toxicité des œstrogènes. Ils induisent la 2-hydroxylation une réaction chimique qui annule la toxicité des œstrogènes. Ils inhibent deux réactions chimiques qui favorisent la cancérisation, les *sulfotransférases*, et la *tyrosine kinase*. Ils bloquent le développement des nouveaux vaisseaux sanguins que le cancer utilise pour proliférer (anti-angiogénique). Dans une étude publiée dans le journal JAMA en décembre 2009, on constate que la consommation régulière de soja, diminue de 29 %, le risque de décès par cancer du sein et de 32 % le risque de récidives. (soy food intake and breast cancer survival).

Les isoflavones de soja, les graines de lin et des légumes secs comme le pois chiche, sont des puissants anticancéreux. Ils interviennent dans la méthylation (que nous allons voir plus loin), l'expression des gènes de différenciation, le système de réparation de l'ADN, le cycle de division cellulaire, la prolifération des cellules cancéreuses, l'angiogenèse, l'invasion des cellules, le processus métastatique, et la modification des **histones**. Les **histones** sont des protéines autour desquelles l'ADN est enroulé. L'apport moyen des isoflavones en Asie est entre 20 et 70 mg /j alors qu'ils sont inférieurs à 2 mg dans les pays occidentaux.

Une méta-analyse incluant 40 essais randomisés, 11 études d'intervention non randomisées et 80 études épidémiologiques.

Sur 44 études cas contrôles, 32 d'entre elles montrent une association entre une consommation élevée de produits à base de soja et une réduction de l'incidence du cancer du sein, une amélioration des marqueurs pronostiques et une réduction de la mortalité par cancers.

Une consommation élevée de produits à base de soja est fortement corrélée à une réduction de 56 à 59 % du risque de cancer du sein en préménopause.

Une consommation à l'adolescence est associée à une réduction de 43 % de ce risque.

QUELS SONT LES FACTEURS QUI AUGMENTENT LE RISQUE DU CANCER DU SEIN ?

L'insuline joue un rôle important dans le cancer du sein

L'insuline encourage la prolifération des cellules cancéreuses, par le biais de l'*IGF1 (insuline growth factor 1*). Il faut donc limiter l'apport des aliments sucrés, qui font monter le taux d'insuline, ne pas manger beaucoup de calories. Eviter de consommer beaucoup de produits laitiers, et limiter le surpoids.

La pilule contraceptive majore le risque de cancer du sein de 20 % (Sources OMS 2005 Cogliano et Al) « Les contraceptifs œstroprogestatifs sont des cancérogènes de type 1 (Niveau de preuve le plus fort).

L'inflammation est aussi un promoteur de cancers.

Cette inflammation est surtout située dans le tube digestif. C'est une inflammation silencieuse ou de bas grade, dont on n'a pas conscience. Cette inflammation peut être mesurée en dosant la CRP ULTRASENSIBLE, qui doit être inférieure à 1. Une alimentation très pauvre en légumes et fruits, très riche en sucre et en graisses saturées, pauvre en oméga 3, en antioxydants, et polyphénols, augmente le risque de cancers du sein.

La Sédentarité est aussi un facteur pro-inflammatoire, comme le surpoids et l'obésité. Le tissu adipeux est capable de fabriquer les œstrogènes grâce à une enzyme, **l'aromatase**, même après la ménopause.

Les Problèmes psychosociaux Influencent le système immunitaire.

Nous sommes tous porteurs des cellules cancéreuses. Dans les autopsies, des personnes décédées d'autres causes que le cancer, on constate que 30 à 40 % des hommes de 40 à 50 ans et 80 % des hommes de plus de 70 ans sont porteurs de cellules cancéreuses de la prostate. Pour la thyroïde, cela concerne 100 % des personnes autopsiées. Le pancréas 75 % des personnes autopsiées des deux sexes portent les cellules cancéreuses. **50 % des femmes de la quarantaine sont porteuses de cellules du cancer du sein**. Heureusement grâce à notre système immunitaire ces cellules n'envahissent pas l'organisme et ne se développent pas. Le cancer va donc s'installer si le système immunitaire s'affaibli. Les problèmes psychologiques, affectifs et sociaux peuvent dont affaiblir le système immunitaire et laisser le terrain au cancer.

Le Tabac

La fumée de cigarette contient 4700 toxiques, dont de puissants cancérigènes. Ces produits endommagent l'ADN, initient le cancer du sein, altèrent les mécanismes de défense naturelle contre les cancers. Certains créent une inflammation directe des tissus et vieillissent l'organisme. La cigarette favorise l'installation de métastases. Le tabac est responsable de 5 millions de décès dans le monde selon l'OMS.

La Pollution de l'air, de l'eau et des aliments est responsable de l'inflammation des tissus. Les produits chimiques, les cosmétiques et des hormones contenues dans nos aliments sont aussi des cancérigènes probables.

L'excès d'alcool est un facteur de risque du cancer du sein. Mais la consommation modérée d'alcool et surtout de vin rouge, peut réduire le risque du cancer du sein, grâce aux polyphénols, dont le resvératrol.

Le Sommeil, est primordial pour la réparation des lésions de l'ADN, le stress oxydatif, la détoxication et l'immunité. La mélatonine qui est secrétée pendant le sommeil, est un puissant protecteur contre les cancers, par son action antioxydante. Elle permet une modulation des hormones sexuelles. Le CIRC (centre international de recherche contre le Cancer), dit que le décalage horaire est un carcinogène probable. Un carcinogène est un facteur capable d'initier la cellule cancéreuse ou de favoriser sa prolifération.

CANCER DU SEIN ET DEFICIT ALIMENTAIRE DE CERTAINS NUTRIMENTS

La vitamine D, le magnésium, le zinc, la vitamine B9, la vitamine B12, la vitamine C, la vitamine E, les caroténoïdes, le sélénium, et les acides aminés soufrés, sont des nutriments indispensables pour protéger du risque de cancer du sein.

La vitamine D

La vitamine D est anti-inflammatoire, protectrice contre les cancers du sein, de la prostate, du colon, du rectum, du cancer du col de l'utérus et de l'ovaire. Cette vitamine protège aussi contre le cancer de la vulve, de l'œsophage, de l'estomac, du pancréas, du rein, du poumon et des lymphomes. **Il ne faut donc pas avoir de déficit en vitamine D.**

Le déficit en Magnésium

Le déficit en magnésium diminue la sensibilité des cellules à l'insuline et augmente l'IGF1. L'IGF1, comme nous l'avons vu est une molécule qui augmente la prolifération des cellules cancéreuses.

Le déficit en magnésium augmente le risque de surpoids, un facteur de cancer du sein.

Ce déficit augmente le stress, l'anxiété et l'impulsivité.

Le déficit en magnésium conduit aux troubles du sommeil et à la perturbation de la sécrétion de mélatonine.

Le déficit en zinc

Le zinc est un nutriment indispensable pour toute cellule qui se divise. Le déficit en zinc peut compromettre la réparation de l'ADN. L'organisme s'affaiblit et les défenses immunitaires fonctionnent mal, parce que le zinc contribue à optimiser le glutathion, un métabolite qui lutte contre les radicaux libres qui détruisent l'ADN. L'absence de zinc augmente l'activité de l'aromatase, une enzyme qui produit les œstrogènes dans le tissu graisseux et augmente leur pouvoir toxique. Le déficit en zinc augmente le risque cancérigène.

Les déficits en vitamines B9, B12, et B6.

Les vitamines B9, B12, et B6 luttent contre les cancers, par leur participation active à la synthèse de l'ADN lors de la multiplication des cellules. Elles potentialisent une réaction chimique qu'on appelle la méthylation. Lorsque les cellules se divisent, il peut y avoir des erreurs pendant la copie de l'ADN. Ces erreurs sont repérées et corrigées par la **méthylation**. Sans ce contrôle les cellules peuvent être cancéreuses. Cette méthylation a besoin d'un chef d'orchestre qui est **l'homocystéine**. C'est la molécule essentielle qui apporte des ingrédients nécessaires à la méthylation. La réparation de l'ADN est donc très difficile sans l'homocystéine. L'absence de vitamines B9, B12, et B6, augmente le risque de cancers et de maladies cardiovasculaires. La méthylation intervient dans plus d'une centaine de réactions biochimiques dans notre organisme, dont la synthèse de nombreuses substances comme la L-carnitine, et la mélatonine l'hormone du sommeil. La méthylation constitue l'une des voies majeures de la détoxication (élimination) des œstrogènes.

Les produits laitiers.

Le rôle des produits laitiers dans l'augmentation de certains cancers comme le cancer du sein et de la prostate est controversé. Néanmoins, on constate dans une étude américaine sur 1893 femmes diagnostiquées à un stade précoce de cancer du sein invasif, et suivies pendant 12 ans, que celles qui ont consommé d'une demie à moins d'une portion par jour de produits laitiers ont présenté un risque plus élevé de mortalité par cancer du sein de 20 %. Ce risque est augmenté de près de 49 % lorsque les femmes ont consommé une portion par jour ou plus. **D'autres études sont nécessaires pour confirmer l'augmentation du risque de cancers du sein ou de la prostate, par les produits laitiers**. Il arrive souvent que dans certaines études, d'autres facteurs environnementaux viennent perturber les résultats et conduire à des interprétations erronées. En ce qui concerne le cancer de la prostate, le risque semble confirmé dans l'étude Européenne EPIC, pour les gros buveurs de lait (3 litres par jour) ou de gros consommateurs de fromage (1 camembert par jour). Il faut donc envisager de remplacer le lait de vache par des laits végétaux enrichis en calcium : lait d'amendes, quinoa, soja, riz, yaourts soja enrichis au bifidus, et réserver le fromage pour les moments de plaisir.

EN SOMME POUR LE CHAPITRE I

Le cancer du sein évolue par étapes que nous avons vues. La classification du cancer du sein est bien codifiée ainsi que son traitement.

L'excès des estrogènes est la principale cause du cancer du sein.

La toxicité des estrogènes dépend de la durée d'exposition qui est liée soit à la puberté précoce, soit à la ménopause tardive. Dans les deux cas on prolonge l'exposition aux estrogènes. La quantité d'hormone circulante et la capacité à éliminer (détoxiquer) ces œstrogènes. La consommation excessive des calories déséquilibre les estrogènes. Par le biais du surpoids, on transforme les androgènes en estrogènes via une enzyme, l'aromatase.

Le surpoids est la conséquence de l'excès d'insuline. Cette insuline vient de la consommation excessive de calories.

Les perturbateurs endocriniens sont un problème majeur pour nos hormones.

La pilule contraceptive est aussi une cause fréquente de cancer du sein.

La sédentarité (l'absence d'activité physique), le tabac, l'excès d'alcool et le déficit de certaines vitamines dans notre alimentation, sont les facteurs qui favorisent le cancer du sein.

Les problèmes psycho-sociaux peuvent faire le lit du cancer du sein. Ils sont le stress, la dépression et les troubles du sommeil.

*La vitamine D, le magnésium, le zinc, la vitamine B9, la vitamine B12, la vitamine C, la vitamine E, les caroténoïdes (*les fruits, les carottes, les légumes colorés et le Curcuma)*, le sélénium, et les acides aminés soufrés, sont des nutriments indispensables pour protéger du risque de cancer du sein.* ***Je vous propose à la fin du livre des compléments alimentaires utiles.***

Les aliments qui peuvent faire le lit du cancer du sein, sont les acides gras omégas 6 en excès, les graisses saturées et les graisses « trans ». Par contre les acides gras omégas 3 sont importants pour protéger contre l'inflammation et le cancer. Les acides gras mono-insaturés comme l'huile d'olive, l'huile d'avocat sont aussi protecteurs ainsi que les acides gras polyinsaturés comme l'huile de colza, l'huile de lin non cuite, et l'huile de chanvre.

Nous pouvons contrôler la toxicité de ces estrogènes par des modulateurs naturels qui sont les phytoœstrogènes (œstrogènes des plantes) comme les estrogènes de soja ou de kudsu et les lignanes (extraits des grains de lin). Par exemple 2 cuillères à soupe de grains de lin moulés par jour. Les aliments riches en lignanes sont les grains de lin, les oignons, et le pois chiche.

CHAPITRE II

QUELS SONT LES NUTRIMENTS ANTICANCERS DU SEIN ?

1-LES ALIMENTS QUI LUTTENT CONTRE LE CANCER DU SEIN

Les aliments qui luttent contre le cancer du sein sont : le lycopène contenu dans la purée de tomate, les polyphénols contenus dans le vin rouge, le thé vert et les légumes. Le *sulphoraphane et l'indole -3-carbinol* contenus dans les extraits de brocolis et des légumes crucifères, sont anticancéreuses, ainsi que les caroténoïdes contenus dans les fruits, les carottes et légumes colorés. Le Curcuma par le biais de son principe actif la curcumine est un puissant anticancéreux, qui potentialise la chimiothérapie. Il est aussi anti-inflammatoire pour les rhumatismes.

Ce sont des puissants antioxydants, antiinflammatoires, antitoxiques qui poussent les cellules cancéreuses au suicide.

LE BROCOLI

Le Brocoli contient l'indol-3-carbinol, qui est un puissant anticancéreux du sein. Les études montrent que la consommation des légumes de la famille des crucifères, comme le brocoli, le chou de Bruxelles, le chou-fleur, préviennent le cancer, en particulier le cancer du sein, des ovaires, de la prostate, du rein, et du poumon. Les extraits naturels de brocoli de moins de 3 jours sont une source exceptionnelle de facteur de prévention du cancer du sein. Consommé au moins trois fois par semaine, il peut prévenir le cancer colorectal et le cancer de l'estomac. Une étude récente montre que le brocoli peut augmenter les chances de survie à un cancer de la vessie. Cette famille de crucifères, protège contre plusieurs types de cancers, plus que les fruits et légumes en général. La consommation de 3 à 5 portions de crucifères par semaine, est associée à une meilleure protection contre les cancers. Une portion est équivalente à 125 g de crucifères crus ou 250 g de crucifères cuits. Chez les femmes ménopausées, la consommation de 5 portions de crucifères, entraine une meilleure protection cardiovasculaire. Une consommation suffisante de crucifère serait associée à une faible concentration *d'homocystéine* (métabolite qui intervient dans la réparation de l'ADN). La méthylation protège du risque cardiovasculaire et des cancers. C'est une réaction chimique qui transfert un groupement méthyle (-ch3) à une autre molécule. Le brocoli améliore la détoxication hépatique des estrogènes et diminue le risque de cancer du sein. Comme la majorité des légumes crucifères, le brocoli contient les *glucosinolates,* qui ont la capacité de se transformer en molécules actives : le *sulforaphane, l'indol-3-carbinol,* et le *3,3 diindolylméthane*. Les *isothiocyanates*, en particulier le *sulforaphane,* peuvent bloquer les enzymes de phase I de la détoxication hépatique. Les enzymes de phase I sont responsables de l'activation de molécules cancéreuses puissantes, comme les hydrocarbures aromatiques polycycliques, par exemple le benzopyrène. Le *sulforaphane* active aussi les molécules de phase II, au niveau du foie pour bloquer la toxicité des produits potentiellement cancérigènes. Il augmente la synthèse du glutathion, un puissant anticancéreux naturellement synthétisé par l'organisme. Dans une étude, le *sulforaphane*, puissant protecteur cellulaire et anticancéreux a été donné à une dose de 35 mg aux femmes subissant une mammoplastie. On a constaté qu'il était capable de se concentrer dans le tissu mammaire de ces femmes. Le brocoli mâché ou broyé, au contact de la flore intestinal, libère plusieurs molécules anticancéreuses. Le brocoli contient des quantités importantes de *lutéine* et de *zéaxanthine*, ce qui diminue la dégénérescence maculaire liée à l'âge (DMLA). Ces deux caroténoïdes s'accumulent dans la macula de l'œil et protège contre le stress oxydatif, qui détruit la rétine.

Une étude montre que la consommation de brocolis ralentirait le déclin cognitif et protège contre les troubles de la mémoire. Les composés actifs comme les *sulforaphanes* et *l'indol-3-carbinol*, protègent chez l'animal la formation des tumeurs, en limitant la croissance des cellules cancéreuses et en favorisant leur autodestruction (l'apoptose). On a également observé que le *sulforaphane* est capable de réduire la colonisation *d'Helicobacter pylori* et même de détruire cette bactérie, qui peut infecter l'estomac et créer des ulcères ou des cancers. Le brocoli contient de nombreuses vitamines. Il est une excellente source de vitamine C et de vitamine K, ainsi que d'autres vitamines comme la B2, la B9, la B5, la B6, la vitamine A, la vitamine E, le cuivre, le fer, le magnésium, le manganèse, le phosphore et le potassium.

Une étude chinoise a démontré le rôle de *l'indol-3-carbinol* (extraits naturels de brocoli) dans la protection des souris contre l'irradiation. En le perfusant aux souris irradiées, la majorité des souris perfusées étaient vivantes après l'irradiation, alors que dans le groupe des souris non perfusées par *l'Indol-3-carbinol*, la mortalité touchait 100 % des souris.

L'AIL

L'AIL contient le Sulfure d'Allyle et le Disulfure d'Allyle, mais aussi l'oignon, les échalotes, les fines herbes, le poireau, sont des anticancéreux et protecteurs cardio-vasculaires. L'ail est antiseptique, anti cholestérol, antiallergique et aphrodisiaque. Ces plantes stimulent les voies de détoxication, en stimulant le *glutathion transférase, un groupement antioxydant*. L'ail est un puissant anticancéreux. Il inhibe les métalloprotéases, enzymes utilisées par les tumeurs pour envahir et coloniser les autres tissus. Ces plantes sont *pro-apoptotiques* (poussent les cellules cancéreuses au suicide), anti-angiogenèse, et peuvent transformer les cellules cancéreuses en cellules saines (re-différenciation). Les composés *organosouffrés* de ces alliacés, agissent en synergie avec les acides gras omégas 3, comme suppresseurs de tumeurs, en particulier les cellules cancéreuses du sein.

L'ail est une épice utilisée depuis plusieurs milliers d'années en Asie. Il contient des acides phénoliques, qui agissent comme antiinflammatoire de la sphère digestive et pulmonaire. Il est fluidifiant et protège les artères contre l'athérome. Il serait protecteur du cancer de l'estomac, du colon, et du rectum. L'ail contient de l'inuline, sa fermentation produit une flore intestinale, protectrice contre la constipation et l'inflammation intestinale. Il contient les vitamines : A, B9, C, E et des polyphénols. L'ail est un antioxydant. Les antioxydants sont les composés qui protègent l'organisme des radicaux libres. Les radicaux libres sont des molécules très réactivent que notre organisme fabrique, pour des raisons diverses et variées, qui sont impliqués dans l'apparition des maladies cardiovasculaires, des cancers et des maladies inflammatoires chroniques. Ils sont aussi à l'origine du vieillissement prématuré. Les composés antioxydants sont les flavonoïdes, le tocophérol (vitamine E) et les composés sulfureux.

LE BASILIC

Le Basilic qui contient l'Acide Ursolique est un antioxydant et un anticancéreux. Cette substance se trouve aussi dans le thym et le romarin. Les fines herbes ont une capacité antioxydante non négligeable, parfois plus importante que certains fruits et légumes. Il ne faut donc pas éviter de les rajouter dans nos plats. L'acide rosmarinique est le principal antioxydant dans les feuilles de romarin. Comme les autres plantes, on y trouve des composés phénoliques et des flavonoïdes. Le basilic protège contre l'infarctus du myocarde et contre l'oxydation du cholestérol. Les extraits de basilic sont hypoglycémiants. Sur un panel de plantes étudiées, le basilic entraine la plus grande baisse du taux de sucre dans le sang. Cette baisse de la glycémie est liée à stimulation de la production d'insuline.

L'ail et le basilic se retrouvent dans un plat délicieux italien qui accompagne les pâtes. Ce plat s'appelle le Pesto (I PESTI), c'est une bonne association anticancéreuse.

LE CURCUMA

Le Curcuma, contient **la curcumine,** un puissant anticancéreux, qui pousse les cellules cancéreuses à l'apoptose (au suicide). C'est un puissant antioxydant et antiinflammatoire, car la curcumine inhibe la *cyclooxygénase 2,* ainsi que le facteur de transcription de *NF kappa B,* impliqué dans les processus inflammatoires. La curcumine est anti-angiogénique (bloque la formation des vaisseaux sanguins nécessaires aux cellules cancéreuses). Des recherches montent que les effets antioxydants et antiinflammatoires de la curcumine, peuvent jouer un rôle important dans la prévention et le traitement du cancer du sein. La curcumine inhibe la prolifération des cellules cancéreuses, en agissants sur différents stades de leur développement. Elle favorise les enzymes qui aident le corps à se débarrasser de ces cellules cancéreuses. La curcumine prévient plusieurs cancers : le sein, le poumon, le côlon, l'estomac, le foie, la peau, les lymphomes et les leucémies. **Elle sensibilise les cellules cancéreuses multirésistantes à la radiothérapie et à la chimiothérapie**. La curcumine intervient dans la régulation épigénétique (en dehors du gène), elle inhibe des facteurs de croissance de cancers comme *HER2* et *EGFR*. Elle inhibe aussi des molécules d'adhésion, que les cellules cancéreuses utilisent, pour s'installer dans un autre endroit et coloniser. Cette inhibition de l'adhésion a des **effets anti-métastases**. Le *NF Kappa B*, promoteur de l'inflammation, est aussi inhibé par la curcumine. Ce facteur de l'inflammation intervient dans la prolifération, l'invasion, et les métastases. Chez les patientes à haut risque de cancer, des études montrent que consommer 1 à 8 g de curcumine par jour pendant 3 mois peut faire régresser certaines lésions précancéreuses. La curcumine à 8 g par jour, associée à la chimiothérapie a permis dans quelques cas de stabiliser les lésions du cancer du pancréas. Elle réduit aussi les effets indésirables. Il est indispensable de donner la curcumine aux malades souffrant de cancer, en particulier le cancer du sein. La curcumine protège aussi contre les autres cancers, en particulier, colorectal, poumon, prostate, cerveau, os, foie et les cancers ORL.

Dans une étude, la curcumine à 3 g par jour pendant 12 semaines a permis la guérison à 75 % de patients porteurs *d'Hélicobacter Pylori*. La curcumine à 1200 mg par jour, ou le curcuma à 2 g par jour, pendant 6 semaines, a montré des effets comparables aux médicaments comme, le Phénylbutazone dans la polyarthrite rhumatoïde et l'Ibuprofène à 800 mg /j dans l'arthrose. La curcumine est efficace dans la Maladie de Crohn. La curcumine diminue le « mauvais cholestérol ». Elle permet d'éviter le diabète de type 2 et lutte contre la prise de poids. Dans une étude, les patients prenaient 3 capsules de curcuma (250 mg par jour), deux fois par jour, après 9 mois de traitement, 16% des patients du groupe placebo ont développé un diabète, contre aucun patient dans le groupe qui prenait du curcuma. Son absorption est cependant difficile, certaines études montrent que la biodisponibilité est mauvaise, en l'associant à la pipérine (poivre) son élimination est freinée, rendant plus efficace la curcumine. Son association avec la pipérine, semble multiplier la biodisponibilité par 20, parce que la pipérine inhibe les voies d'élimination de la curcumine. Il faut la consommer avec de l'huile d'olive ou du colza pour augmenter son transport dans l'intestin. Le jus de curcuma obtenu à partir du rhizome frais, conserve ses phytonutriments fixes qui sont : la curcumine, la *turmérine* et ses phytonutriments volatils, les huiles essentielles. Ils existent des compléments alimentaires à base de curcuma qui ont une meilleure biodisponibilité **à consommer sans modération. Par exemple le NUTRICUMA des Laboratoires BIONUTRICS et EXTINCYL des Laboratoires THERASCIENCE pour ne citer que ceux-là.**

Molécule de Curcumine

LE GINGEMBRE

Le Gingembre, contient le gingérol qui est antiinflammatoire, stimulant sexuel, antioxydant et anticancéreux.

Une quarantaine de composés antioxydants ont été découverts dans le gingembre, certains d'entre eux seraient résistants à la chaleur, et pourraient être libérés pendant la cuisson ce qui pourrait augmenter, l'activité antioxydante du gingembre cuit. Le gingembre moulu se situe au troisième rang quant à son contenu en antioxydants, parmi plus de 1000 aliments analysés. A la suite d'une trentaine d'analyses effectuées, le gingembre, le curcuma, la menthe, la coriandre, le brocoli et les choux de Bruxelles, se sont classés parmi les quatorze végétaux frais les plus fortement antioxydants. Une récente étude, a montré l'effet protecteur du gingembre, comme agent thérapeutique dans le traitement du cancer de la prostate.

Le gingembre est indiqué dans les nausées et les vomissements. Deux études révèlent que la consommation de 0.5 à 1.5 g de gingembre en poudre (sous forme de capsules), pourrait être efficace pour traiter les **nausées et les vomissements durant la grossesse**. Une méta-analyse montre qu'un gramme de gingembre en poudre (sous forme de capsule) serait plus efficace que le placébo pour prévenir les nausées et les vomissements après la chirurgie.

Certaines études montrent que le gingembre est un stimulant biliaire, et des autres sucs digestifs. Le gingembre pourrait aussi diminuer les douleurs liées à l'arthrite.

Le gingembre a des propriétés antidiabétiques. Une étude rigoureuse récente, a démontré les effets bénéfiques, de la consommation de 3 g de poudre de gingembre pendant 8 semaines, chez les individus atteints de diabète type 2. L'extrait de gingembre, diminuerait les valeurs de la glycémie à jeun et *l'hémoglobine glyquée*. Il améliore la résistance à l'insuline.

LA GRENADE

Les polyphénols de Grenade ont des effets anticancéreux, en particulier la *punicalagine, l'acide ellagique* et la *lutéoline*. La grenade a une activité anti angiogenèse et anti-métastases. Elle bloque l'initiation, la prolifération, l'invasion, et les métastases. Ces polyphénols, peuvent transformer, les cancers résistants, en cancers chimio-sensibles et radiosensibles. La grenade protège le cœur, contre les thromboses et améliore la circulation. Elle peut diminuer de 25 % l'athérosclérose. Elle diminue d'environ 25 % le cholestérol. Elle contient le potassium, la vitamine C en grande quantité, la vitamine B5, ainsi que les vitamines A et E. Elle combat les radicaux libres et lutte contre le vieillissement de nos cellules. Elle a des propriétés antiinflammatoires. Cependant consommée en grande quantité, elle peut être calorique. Il ne faut donc pas en abuser.

LA CORIANDRE

La Coriandre ou Coriandrum Sativum, contient une molécule, le d-limonène qui est un anticancéreux. L'activité antioxydante de la coriandre a été testée in vitro, les extraits de feuilles se sont révélés plus efficaces que les extraits de fruits. Elle est utilisée pour assaisonner nos plats en Europe et en Asie. La coriandre est stimulante, elle accroit l'éveil et permet de lutter contre l'endormissement post prandiale (après les repas). Elle était utilisée dans l'antiquité pour soigner, les brûlures et les lésions cutanées. Elle améliore les troubles digestifs et les flatulences. Elle augmente le suc gastrique et renforce la digestion. Les éléments antioxydants de la coriandre, pourraient jouer un rôle dans son activité antibactérienne, contre *Bacillus subtilis, et E. Colis,* in vitro. Les feuilles de coriandre fraiches sont utilisées, pour lutter contre les nausées de la grossesse. La coriandre contient plusieurs vitamines : A, K, C, toutes les vitamines B et E, ainsi que des minéraux comme le calcium, le phosphore, le potassium, et le magnésium. La coriandre est chélatrice de plomb et de certains métaux lourds.

LE POIVRE

Le Poivre, contient la pipérine qui est un puissant anticancéreux et antiinflammatoire. Il présente un effet positif sur la digestion, augmente la salivation pendant le repas. Il augmente la sécrétion d'acide chlorhydrique de l'estomac, comme la grenade et favorise la digestion des protéines. Le poivre noir a des vertus excitantes et aphrodisiaques. Il augmente la production du coenzyme Q10, un antioxydant naturel des cellules. Son action vasodilatatrice peut contribuer à améliorer les troubles de l'érection. Il est aussi un stimulant sexuel pour la femme. Le poivre noir peut améliorer un vitiligo. Le vitiligo est une maladie de la peau, qui se manifeste par des anomalies de la pigmentation cutanée, avec des plages dépigmentées. Une étude britannique, de l'université King College à Londre, montre que la pipérine est capable de stimuler les mélanocytes. Les mélanocytes sont des cellules qui produisent la mélanine, ce pigment noir de la peau bronzée. L'association de la pipérine aux séances d'UV donne un meilleur résultat, avec une recoloration rapide de la peau. La pipérine du poivre noir, a une forte activité anticancéreuse dans le cancer du sein. Elle protège contre les métastases. Son association avec la curcumine potentialise ces effets. Le poivre noir est antibactérien, contre *Staphylocoque aureus, pseudomonas aeruginosa, Klebsiella pneumoniae et citrobacter sp.* Le poivre noir inhibe la production de PGE2, une molécule responsable de l'inflammation des articulations. Il contribue à réduire la douleur, la toux, la fièvre et le manque d'appétit. Les arabes l'utilisaient pour lutter contre les calculs des reins et de la vessie.

LE PIMENT

Le piment, contient la capsaïcine qui est un puissant anticancéreux, cicatrisant, puissant antalgique en application locale, en patch, c'est aussi un antioxydant. Le composant, ayant l'activité antioxydante la plus forte du piment est la *lutéoline*, suivie de la capsaïcine, puis la *quercétine.* La capsaïcine du piment augmente le métabolisme de base, augmente la satiété et diminue les apports alimentaires. Une étude britannique a montré que la capsaïcine pouvait détruire certaines cellules cancéreuses, par exemple celles de la prostate, le poumon et le pancréas. Les flavonoïdes du piment fort, la *quercétine* et la *lutéoline*, possèdent une activité antioxydante et anticancéreuse. Dans les cultures cellulaires des cancers du poumon et du pancréas humain, il a été démontré que la capsaïcine du piment possède une activité anticancéreuse. A dose élevée, elle provoque la mort des cellules cancéreuses, sans toucher aux cellules normales. La capsaïcine est dans la famille des produits appelés vanilloïdes, ces molécules occasionnent la mort des cellules cancéreuses. Elles y parviennent en se collant aux membranes des mitochondries, ces petites batteries qui donnent de l'énergie à nos cellules, ce qui entraîne la mort de ces mitochondries. Le plus remarquable est que les cellules saines autour ne sont pas affectées. Les mitochondries des cellules cancéreuses ont une fonction et un comportement biologique différent des cellules saines, ce qui permet au dérivé du piment fort de tuer ces cellules cancéreuses sans toucher aux cellules saines. La consommation de piment est donc recommandée pour protéger l'organisme contre le cancer. Le piment accélère le métabolisme de base et réduit le stockage des graisses. Une étude réalisée à l'université de Californie (centre médical Cedars-sinai) a démontré que la capsaïcine entraine l'auto suicide des cellules cancéreuses (apoptose), chez 80 % des cellules tumorales du cancer de la prostate. L'effet anticancéreux est obtenu, si un individu de 90 kg consomme environ 400 mg de capsaïcine trois fois par semaine, soit 3 à 8 piments forts antillais frais par semaine. Le piment fort inhibe *NF-KAPPA Bêta*, un métabolite impliqué dans l'immortalité des cellules cancéreuses. Le piment est laxatif, il améliore la digestion. Il permet de diminuer le pic d'insuline après un repas et protège contre le diabète. Le piment protège également contre le cancer colorectal. Il contient beaucoup de vitamine C, de fer, du manganèse, du cuivre, de la vitamine B6 ainsi que la vitamine K.

LE ROMARIN

Le Romarin contient le Carnosol qui est un antioxydant et un anticancéreux. Il contient aussi des flavanoïdes, des acides phénols en particulier l'acide rosmarinique. Il active le mécanisme de réparation cellulaire. Il est protecteur des cellules du foie. De nombreuses études montrent que le romarin permet de limiter la progression de certains cancers. Il est anti viral, antibactérien et anxiolytique. Le romarin a un effet antispasmodique. C'est un possible protecteur des neurones et il diminue l'incidence des maladies neurodégénératives. Les extraits aqueux du romarin sont diurétiques et les extraits hydroalcooliques sont cholagogues et hépato-protecteurs. Le romarin est draineur efficace des voies biliaires. Il limite l'activité de certaines bactéries et de certains champignons. Il est donc antibactérien et antimycosique. Son huile essentielle est un stimulant général, utilisée en cas d'asthénie.

LE THYM

Le Thym contient le thymol, qui est antioxydant, anti-angiogénique et anticancéreux. Son nom botanique est thymus vulgaris. Le thym contient les flavonoïdes, l'acide rosmarinique et l'acide caféique. Cette plante stimule le système immunitaire et protège contre les infections ORL, et pulmonaires. Il est antiviral, antibactérien, et lutte contre certains champignons pathogènes. Dans beaucoup d'études, il apparaît comme une plante contenant une grosse capacité antioxydante. Il soulage aussi des troubles digestifs, ballonnements, flatulences, digestion difficile. Les extraits de thym contiennent le thymol qui est protecteur vasculaire, empêche l'agrégation plaquettaire. L'agrégation plaquettaire, est une réaction qui empêche le saignement, en ramenant un excès de plaquettes sur la zone de saignement pour l'arrêter. L'extrait de thym peut faire augmenter l'oxyde nitrique, un composé important pour la relaxation des vaisseaux. Le thym contient du fer, de la vitamine K, du manganèse, de la vitamine C, du calcium et du tryptophane nécessaire à la prévention de la dépression, et précurseur de la mélatonine et de la sérotonine. Les extraits de thym peuvent être utilisés pour diminuer la pression artérielle.

LE PERSIL

Le Persil contient *l'apigénine* qui est un anticancéreux, *anti-angiogénique*, prévient la formation des métastases. L'apigénine se trouve aussi dans le germe de blé, la coriandre et l'estragon. L'apigénine est surtout reconnu pour ses effets antioxydants, antimutagène et anticancéreux chez l'animal. Un de ses composés, la *myristicine,* possède des propriétés anticancer. Le persil lutte contre l'inflammation et les troubles digestifs. Il protège contre les calculs rénaux. Il contient la vitamine C en grande quantité et du bêta-carotène, précurseur de la vitamine A. IL contient aussi plusieurs minéraux, phosphore, fer, calcium et souffre. Le persil peut contribuer, à la régulation de la glycémie chez l'animal. A poids égal, le persil frais arrive au troisième rang quant à son contenu total en caroténoïdes, sur dix-huit autres fruits et légumes, après le cresson et la carotte. C'est un puissant antioxydant qui protège du vieillissement cellulaire. Il est aussi antibactérien.

LE VIN ROUGE

Le Vin rouge qui contient le resvératrol, protège contre le cancer de sein, le cancer du rein, le lymphome non hodgkinien, et le cancer du côlon. Des études épidémiologiques et expérimentales, ont montré que le resvératrol agissait dans l'organisme, comme un agent préventif des maladies cardiovasculaires, ainsi que de certains cancers. C'est l'une des molécules de ce qu'on appelle le « french paradox »

Des chercheurs de l'Inserm dirigés par Norbert Latrufe, (Unité Inserm 866, lipide, nutrition, cancer) à Dijon en collaboration avec des chercheurs américains, ont étudiés les propriétés antiinflammatoires et anticancéreuses du resvératrol. Ils ont découvert une nouvelle voie de signalisation. Le resvératrol présent dans le vin rouge, module l'expression de micro ARN impliqués dans la réponse inflammatoire et dans la naissance des cancers. Les *micro-ARN* sont des séquences non codantes de l'ARN, c'est-à-dire celles qui ne produisent pas de protéines. Selon plusieurs études, la présence de l'un d'entre eux le *miR-155* en grande quantité dans le sang, intervient directement dans la réponse inflammatoire, et serait lié à la formation de certains cancers comme des leucémies, le cancer du sein ou du poumon. Le resvératrol est un polyphénol synthétisé de façon importante, dans le grain de raisin et retrouvé dans le vin rouge. Sa présence dans le fruit, provient d'une réaction de la vigne contre une infection due au champignon *Botrytis cinerea.* Le Cancer est lié à une prolifération anarchique des cellules de l'organisme, sans que l'on ne sache encore, pourquoi le cycle de certaines cellules s'emballe, pour les rendre immortelles. Les chercheurs pensent que dans 25% des cancers, cette prolifération anarchique est liée à des phénomènes inflammatoires. Certains de ces processus sont liés à des *micro-ARN*. Le resvératrol protège également contre le cancer colorectal. Le resvératrol bloque la réponse inflammatoire aux polysaccharides bactériens. Une équipe de scientifiques américains et italiens, ont également travaillé sur l'efficacité du resvératrol, sur les cellules cancéreuses du sein. Sebastiano Ando de l'université de Calabre en Italie, ont étudié plusieurs lignées cellulaires du cancer du sein, exprimant le récepteur aux œstrogènes, pour tester les effets du resvératrol. Ces chercheurs ont traité plusieurs lignées cancéreuses avec du resvératrol, et les ont comparées avec les cellules non traitées. Ils constatent une réduction importante de la croissance cellulaire, dans les cellules traitées au resvératrol, tandis qu'aucun changement n'est observé dans les cellules non traités. Des expériences confirment que cet effet, est lié à la réduction drastique des niveaux de récepteurs d'estrogènes par le resvératrol. Ceci confirme le rôle majeur des œstrogènes dans le cancer du sein. En 1996 une équipe américaine a montré que le resvératrol, un phytoœstrogène du raisin, présente une activité de chimio-prévention, du cancer du sein dans des essais représentant les trois grandes étapes de la cancérogénèse. Le resvératrol agit comme antioxydant et antimutagène (empêche les mutations cancéreuses) et inhibe les enzymes de phase II de la détoxification. Le resvératrol possède des effets anti-inflammatoires et bloque la *cyclo-oxygénase*. Il induit la différenciation des cellules de *leucémies pro-myélocytaires* humaines. Il inhibe le développement des lésions précancéreuses des cellules des glandes mammaires des souris en culture. Il inhibe le développement des cellules cancéreuses dans un modèle de cancer de la peau de la souris. Ces données montrent que le resvératrol, un constituant commun de l'alimentation humaine, est un puissant anticancéreux.

Au total, le resvératrol est un antioxydant, *radio-protecteur*, anti-inflammatoire, pro-apoptotique (pousse les cellules cancéreuses au suicide), modulateur du système immunitaire et stimule les *cellules Natural Killers* (globules blancs spécialisées pour tuer tout ce qui pénètre dans l'organisme) et autres cellules du système immunitaire. Il est anticancéreux, anti-métastatique, anti-angiogenèse. Le resvératrol est un modulateur du récepteur aux estrogènes. Il protège également contre le diabète et l'obésité. Il protège l'ADN par son activité sur les *sirtuines*, enzymes qui interviennent dans la lecture du code génétique. On admet qu'un verre de vin rouge par jour chez la femme et 1 à 2 verres chez l'homme sont un bon compromis.

LE THE VERT

Le Thé vert qui contient *l'épigalocathéchine-3-gallate (EGCG)* est antioxydant, anticancéreux et protège contre le cancer du sein. Il contient de la caféine et des antioxydants de la famille des catéchines. Une feuille de thé déshydratée contient 0.5 à 10 % de caféine et 15 à 30 % de catéchine parmi lesquelles 50 à 75 % *d'épigalocathéchine- 3-gallate*. La concentration du thé en antioxydants varie d'un thé à l'autre en fonction du lieu de culture et de la récolte.

Le cancer du sein touche très peu la femme japonaise, on pense qu'il s'agit du rôle protecteur du thé vert. Un cancer pour 80 femmes au Japon, contre un cancer pour 12 femmes en Europe. Mais ces femmes japonaises consomment aussi du soja qui a un rôle protecteur sur ce cancer, comme certains champignons d'Asie. Il est toujours difficile d'isoler un aliment sur l'ensemble de la nutrition d'une population, pour en faire l'unique protecteur. Dans certaines publications, on estime que l'effet protecteur commence entre 3 à 5 tasses de thé par jour. Mais il n'y a pas d'étude dose dépendante pour valider ces affirmations.

Le thé vert est plus riche en catéchine que le thé noir, parce que son oxydation est plus faible. La concentration en catéchine du thé vert est d'environ 27 % à 30 % alors que le thé noir n'en contient que 6 à 7 %. Le thé vert, est donc plus antioxydant que le thé noir. On a observé des effets bénéfiques du thé vert dans la prévention de certains cancers ; la prostate, le côlon, le poumon, l'endomètre, la vessie, le foie et l'estomac.

LA MENTHE

La Menthe contient l'acide périllique qui est un anticancéreux. Il améliore l'efficacité de la chimiothérapie et la radiothérapie c'est un antioxydant.

L'ESTRAGON

L'Estragon contient la lutéoline, qui est un anticancéreux. Cette lutéoline améliore l'efficacité de la chimiothérapie et la radiothérapie.

D'une manière générale, plus les légumes et les fruits sont colorés, plus ils sont anticancer. Les couleurs peuvent orienter vers la dominance d'un antioxydant. La couleur verte est la chlorophylle puissant antioxydant et protecteur contre le cancer. La couleur orange ou jaune oriente vers le bêta-carotène, puissant antioxydant et antiprolifératif. Le rouge oriente vers le lycopène, qui est lui aussi un puissant protecteur contre le cancer de la prostate. Le violet, le bleu foncé comme le raisin noir, le bleuet, orientent vers les polyphénols par exemple le resvératrol du vin rouge.

LES LEGUMES CRUCIFERES

Les légumes qui appartiennent à la famille des crucifères, comme le Brocoli, le chou-fleur, le chou de Bruxelles, contiennent des *sulforaphanes*. Puissants anticancéreux, le sulforaphane est aussi un détoxifiants hépatiques, un protecteur contre les radiations, et stimulants du système immunitaire.

LES CHAMPIGNONS

Les champignons protègent contre le cancer du sein, en particulier les pleurotes. Une étude montre que les asiatiques, qui consomment en moyenne 10 g de champignons par jour, réduisent leur risque de cancer du sein de 64 %. Ces études demandent à être confirmées.

RÔLE PRO-CANCEREUX DE LA CONSTIPATION

Certaines études montrent le rôle procancéreux de la constipation, dans le cancer du sein. Lorsque le régime est pauvre en fibres et en phytates, les dérivés des sels biliaires peuvent passer du tube digestif au sang, puis au sein, ce qui peut initier un processus carcinogène. Ce passage des selles biliaires dans le sang, est lié à une inflammation de l'intestin avec hyperperméabilité intestinale. Une grande étude US NHANES I comprenant 123 cas de cancer du sein parmi 7702 femmes, montre que les femmes ayant une fréquence basse de selles, ont une augmentation de 50 % du risque de cancer du sein. **Celles qui avaient des selles dures, ont eu une augmentation de 80 % du risque du cancer du sein**. *M S Micozzi et al. Bowel Function and Breast Cancer in US Women, Am J Public Heaith, 1989, 79 (1): 73-75.*

Dans une étude *Vitamins and Lifestyle Study,* chez 28586 femmes ménopausées, celles qui ont trois selles ou plus par semaines, ont une réduction du risque de cancer du sein de 46 %, selon l'étude de S S Mariti et al, A Prospective Study of Bowel Mortility and Related Factors on Breast Cancer Risk, *Cancer Epidemiol Bomarkers Prev*. 2008, 17, 1746.

La dysplasie mammaire, diagnostiquée par aspiration de liquide mammaire chez 1481 femmes, est 350 % plus fréquente chez les femmes qui ont moins de deux selles par semaine. Les auteurs pensent qu'il y a non seulement une augmentation des acides biliaires dans le sein via l'inflammation intestinale, mais aussi une augmentation de la production des œstrogènes, par le microbiote à partir des graisses dans le colon, en cas de constipation.

N L Petraskis et al, Cytological abnormalities in nipples aspirates of breast fluid from women with severe constipation, Lancet, 1981, 2 (8257): 1203-4.

Les acides biliaires secondaires sont des carcinogènes du sein. Ils augmentent leurs sensibilités aux œstrogènes. En cas de constipation chronique, l'intestin est inflammatoire, et augmente sa perméabilité, permettant aux acides biliaires de passer dans le sang puis dans le sein, d'où ce risque de cancers. Il faut donc éviter la constipation chronique par apport d'amidons non fermentescibles et des autres prébiotiques, comme : le topinambour, le panais, le salsifis, le navet et les asperges, les pommes de terre cuites puis refroidies en salade, pour ne citer que ceux-là. On peut y rajouter les probiotiques qui sont des bactéries protectrices. Prendre les formes brevetées dont on a étudié parfaitement les effets bénéfiques comme par exemple les souches NCFM® et BI-07® conditionnées en Europe par les laboratoires BIONUTRICS.

Dans une étude de Costarelli V et Sanders TA en 2002 publiée dans Eur J Clin Nutr, les taux sanguins d'acides biliaires secondaires, sont plus élevés de 52 % chez les femmes ménopausées, diagnostiquées avec un cancer du sein, que chez celles qui sont saines.

En 1994, les chercheurs ont donné à des patients par voie, orale des acides biliaires marqués au deutérium. On retrouve rapidement ces acides biliaires dans le liquide des kystes mammaires, ce qui établit un lien direct entre l'intestin et le sein. C'est **l'axe intestin-sein**. On connaît aujourd'hui l'axe intestin-cerveau. N B Javit et al, Breast-gut connection: origin of chenodexoxycholic acid in breast cyst fluid, Lancet, 1994, 343 (8898), 633-5.

Il exister donc un axe direct entre l'intestin et sein via les caténines et les cadhérines qui sont des protéines de liaison entre les cellules. La perte de ces liaisons du sein au niveau des kystes mammaires peut donc faciliter la diffusion des acides biliaires directement dans le sein sans passer par le foie

En effet les cellules intestinales sont liées entre elles par des filaments des protéines et de calcium appelés **cadhérines.** Ce qui forme une barrière intestinale étanche. La constipation détruit ces liaisons. C'est alors que tous les produits divers et les toxines passent dans le sang. **Le sein possède aussi ces cadhérines**. La destruction de ces liaisons dans l'intestin va donc aussi affecter les cadhérines du sein.

Comment éliminer ces sels biliaires et traiter la constipation ?

Il faut boire un plus d'eau minérale, manger des fibres et des amidons non fermentescibles (qui fermentent peu). Consommer aussi des céréales non raffinées bios, les légumes secs riches en phytates, du magnésium, de la vitamine C, et pratiquer une activité physique régulière. Les fibres réduisent le cycle entéro-hépatique (intestin-foie) des sels biliaires, du cholestérol et des polluants liposolubles, comme certains perturbateurs endocriniens, pourvoyeurs du cancer du sein. Les acides biliaires produits dans l'intestin sont réabsorbés par le foie, c'est le cycle entéro-hépatique.

Rôle positif des phytates dans les cancers

Les phytates sont des composés phosphorés contenus dans les plantes, qui bloquent l'absorption du fer et autres métaux. Ils se trouvent en quantité dans les céréales, les légumineuses, les légumes secs et les fruits oléagineux.

Nous devons consommer les aliments riches en phytates car,

- Ils sensibilisent à la chimiothérapie
- Luttent contre les métastases
- Ils modulent les œstrogènes en réduisant leur toxicité
- Transforment les cellules cancéreuses en cellules saines.
- Ils sont antioxydants et antiinflammatoires
- Ils stimulent le système immunitaire

- Sont des chélateurs du fer et du cuivre, deux éléments impliqués dans l'oxydation des tissus et des cellules.
- Ils bloquent la fabrication des nouveaux vaisseaux sanguins dont la tumeur a besoin pour se développer (anti-angiogénique)

Ces aliments sont les légumineuses, les noix, noisettes, et les grains entiers. Bref tous les aliments à grains non germés comme le haricot, les petits pois, le pois chiche, les lentilles... Ces phytates luttent aussi contre l'ostéoporose.

L'HUILE D'OLIVE

L'huile d'olive est une huile mono insaturée, qui contient des tanins du fruit et des polyphénols. Une méta-analyse de 19 études comprenant 13800 patients et 23340 témoins, met en évidence que la consommation la plus élevée d'huile d'olive, est associée à une réduction de 59 % de l'incidence de tous les cancers, et de 45 % de la fréquence du cancer du sein. Le risque de cancers digestifs est diminué de 64 %.

2-LES VITAMINES QUI PROTEGENT CONTRE LE CANCER DU SEIN

LA VITAMINE B6

L'hypersensibilité aux estrogènes, peut être liée au manque de vitamine B6. La molécule qui permet de contrôler la fixation de l'œstrogène à son récepteur est le pyridoxal phosphate (forme active de vitamine B6). Le magnésium est indispensable pour transformer, la pyridoxine (vitamine B6) en pyridoxal phosphate (forme active de vitamine B6). L'élimination des œstrogènes dans le foie nécessite la pyridoxine et la vitamine B6. Près de 90 % de la population ne reçoit pas les apports journaliers recommandés. Pourtant ce pyridoxal phosphate est surutilisée par les œstrogènes, et est consommé dans l'inflammation et le stress. L'apport de vitamine B6 est une bonne stratégie contre le cancer du sein.

LA VITAMINE K

La vitamine K est aussi très importante pour lutter contre les cancers. Une supplémentation en vitamine K diminue de 87 % le risque de cancer du foie, chez les personnes atteintes d'hépatite chronique. Cette vitamine K est en quantité suffisante dans les légumes de la famille des crucifères, comme, le brocoli, chou-fleur, chou de Bruxelles, laitue, persil, épinard, haricot vert, fenouil, dans le foie de veau, l'huile de colza et l'huile d'olive vierge.

RÔLE MAJEUR DE LA VITAMINE D

La vitamine D. En moyenne 20 à 30 mn d'exposition solaire par jour. Une hormone essentielle pour lutter contre le vieillissement. La vitamine D protège l'intégrité de la barrière intestinale. Elle empêche donc aux éléments étrangers de traverser la barrière intestinale et de passer dans le sang. Elle stimule le système immunitaire et les lymphocytes T régulateurs. La vitamine D maintient aussi l'intégrité de barrière cutanée et stimule la réparation de toutes les cellules des barrières épithéliales. Elle est anti cancer et agit sur la maturation des kératinocytes (cellules cornées de la peau).

Apperly en 1941 montre une relation entre le risque de cancer du côlon et la latitude. C'est-à-dire les personnes du sud du monde en particulier en Afrique noir souffrent moins du cancer du côlon que dans le Nord du monde.

- Ceci est confirmé par de nombreuses études plus récentes.
- Les latitudes élevées sont corrélées à une augmentation du risque de cancers du sein, prostate, ovaire, colon et la maladie de Hodgkin.

- Graham en 2005, montre que les taux de vitamine D inférieurs à 20 ng/ml augmentent de 30 à 50% le risque de cancers du côlon, de la prostate, et du sein avec une mortalité plus élevée.

- L'étude du NHS (Nurses Health Study) sur 32 826 patientes, montre que lorsque le niveau de vitamine D du sang est inférieur à 16 ng/ml, le risque relatif est majeur. Lorsque le niveau de vitamine D est supérieur à 39 ng/ml, ce risque de cancer du sein est diminué de moitié.

  Une étude prospective faite par l'équipe du Docteur Giovannoni 2006 chez 1954 hommes montre que :

-Lorsque les apports en Vitamine D sont inférieurs à 100 UI, le risque relatif est à 1 (important)

-Lorsque les apports sont compris entre 233 et 652 UI, le risque est réduit à 0,53 soit de moitié.

L'étude de Garland en 2006 montre que les taux élevés de vitamine D sont corrélés à une diminution de 50% du risque de cancer du sein.

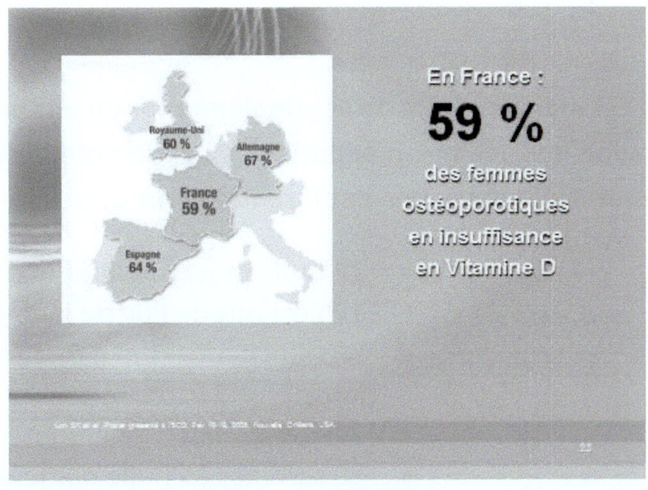

Dr CHAILLOUS Rhumatologue Les HERBIERS 85500

INSUFFISANCE EN VITAMINE D

EPIDEMIOLOGIE

ETUDE **SU.Vi.MAX** Statut en vitamine D dans l'étude.

1579 sujets extraits de la cohorte **SU.Vi.MAX** dont

51 % de femmes dans **20 villes** réparties sur **9 régions** françaises.

78 % des femmes **en insuffisance de Viatmine D** **(<31 ng/mL)**

Age moyen des femmes de **47 ans** (35-60 ans)

Il est indispensable de se supplémenter en vitamine D, la ration quotidienne n'apporte pas suffisamment de vitamine D. Pour avoir des apports suffisants, il faut consommer :

- 22 œufs moyens par jour
- 12 portions de 60g de girolles par jour
- 50 tranches de 100 g de foie de veau par jour
- 2 harengs de 60 g par jour
- 20 sardines à l'huile par jour
- 5 plaquettes de 250 g de beurre par jour
- 1 cuillère à café et ½ d'huile de foie de morue par jour
  (Dr CHAILLOUS Benoit rhumatologue Les HERBIERS 85500)

La vitamine D réduirait d'environ 50 % le risque de contracter un cancer du sein et de plus de 66 % un cancer colorectal, selon des chercheurs américains. Sachant que les femmes qui ont un risque élevé de développer un cancer du sein, sont celles qui ont des antécédents héréditaires.

Dans un article paru dans American Journal of Public Health, les chercheurs se sont posé la question de savoir si les personnes qui prennent assez de vitamine D, seraient moins exposées aux cancers du sein, du colon, des ovaires et de la prostate. Ils ont analysé les résultats de 63 études menées dans les années 1966 à 2004, dans le but de voir les liens entre l'apport de vitamine D et le nombre de cas de cancers. Il en ressort qu'un apport quotidien de cette vitamine D réduirait le risque de souffrir de certains cancers.

Dans une étude effectuée sur 1750 personnes, soumises à différentes doses de vitamine D, des chercheurs du centre Moores de l'Université de Californie à San Diego, ont montré que les individus ayant une concentration de **52 nanogrammes de vitamine D par millilitres** de sang présentaient le plus bas risque de cancer du sein. La **concentration optimale est aux environs de 80 ng/ml de vitamine D dans le sang pour les patientes atteintes de cancer du sein et autres cancers.**

UN DEFICIT EN VITAMINE D FAVORISE L'APPARITION DE METASTASES D'UN CANCER DU SEIN

Selon une étude chez la souris femelle et sur les cellules humaines, on constate un lien direct entre le taux circulant de vitamine D et l'apparition de métastases d'un cancer du sein. Les femmes qui présentent un cancer du sein, ont souvent un déficit préexistant en vitamine D. Les études épidémiologiques suggèrent que ce déficit vitaminique, non seulement accroit le risque du cancer du sein, mais est corrélé à des tumeurs mammaires plus agressives et à un plus mauvais pronostic. Des chercheurs américains de l'école de médecine de Stanford, confirment cette observation dans une revue « endocrinology », en démontrant que le déficit en vitamine D, provoque directement une hausse de l'expression d'un gène appelé ***ID1***, qui favorise la dissémination de métastases d'un cancer du sein. A chaque fois qu'on augmente le taux de vitamine D de 10 nanogrammes par litre de sang, on obtient une baisse de 20 % du taux d'ID1 dans la tumeur du sein.

Il est donc indispensable de supplémenter toutes les femmes dès l'enfance, et surtout en période de puberté lors de la poussée hormonale de la glande mammaire, en vitamine D. Une dose de 1000 à 2000 UI par jour peut être administrée sans danger. On peut interrompre la prise pendant la période estivale et reprendre la prévention à la fin de l'été, pour les femmes qui s'exposent au soleil. Pour celles qui évitent l'exposition solaire, la prise de vitamine D doit être continue. Il faut privilégier les formes journalières aux formes mensuelles. Par ailleurs la vitamine D est liposoluble, le mieux est de la prendre lors d'un repas gras.

3-A QUEL ENDROIT DE LA CELLULE LA NUTRITION PEUT-ELLE AGIR POUR DIMINUER L'EFFET TOXIQUE DES OESTROGENES ET REDUIRE LE RISQUE DE CANCER DU SEIN ?

Lorsque l'hormone arrive au niveau de son récepteur , elle se lie à celui-ci, c'est l'ensemble hormone-récepteur qui va rentrer dans le noyau de la cellule et déterminer l'effet biologique des œstrogènes. Pour éviter le cancer du sein, il faut modifier la réponse induite par cette association hormone-récepteur. Cette modification se fait en présence des nutriments consommés. Par exemple en présence des omégas 3 l'effet des œstrogènes sur le sein est modifié dans un sens protecteur du cancer. C'est le couple oméga 3 et œstrogènes qui va se lier au récepteur et diminuer l'effet toxique des œstrogènes. On a une association à trois, **œstrogène-omega3-récepteur**, qui va agir dans le sens de la protection contre le cancer. Alors que l'association œstrogènes-récepteur ne protège pas contre le cancer du sein. En présence des phytoœstrogènes (soja et autres plantes), des lignanes (graines de lin), du curcuma et de nombreux nutriments que nous avons vus tout à l'heure, dont le chef de file est l'extrait de Brocolis (indol-3-carbinol), on peut modifier l'effet cancérigène des œstrogènes. C'est donc l'association « nutriment protecteur-œstrogène-récepteur » qui évite le cancer du sein, alors que la seule association « œstrogène-récepteurs » est cancérigène.

En présence d'un excès d'oméga 6 ou de mauvaises graisses (graisses trans), on peut amplifier l'effet des œstrogènes sur les seins et initier un cancer non génétique. L'association à trois, **œstrogènes-oméga6-récepteur**, est à risque de promouvoir les cancers du sein. Les œstrogènes agissent dans de nombreux organes, le cerveau, l'os, l'utérus, la thyroïde, la peau, le cœur, et le système immunitaire. Une alimentation contenant les bons nutriments, a un effet positif sur tous ces organes, et optimise la santé globale.

RÔLE DE L'HYDROXYLATION

Les œstrogènes, pour être actives ont besoin d'être transformées dans le foie, c'est l'hydroxylation. Cet hydroxylation est le rajout d'un groupement hydroxyle (-OH) à une molécule dans l'organisme. Selon la position de ce groupement hydroxyle dans l'œstrogène, la fonction et la dangerosité des œstrogènes changent. Cet hydroxylation a besoin d'enzymes pour se faire, comme nous-mêmes, nous avons besoin d'enzymes pour la digestion. Les principales enzymes sont la *2 hydroxylase,* elle transforme les œstrogènes en *2 hydroxy* œstradiol, la *4 hydroxylase* qui dévient *la 4 hydroxy* œstradiol, et la *16 alpha hydroxylase,* pourvoyeuse de *la 16 Alpha hydroxy* œstradiol.

D'autres hydroxylations existent, mais nous parlons des plus importantes. Dans le foie approximativement 80% d'œstradiol est biotransformé en *2-hydroxy* œstradiol et 15 à 20 % en *4-hydroxy* œstradiol.

Il peut arriver que cet hydroxylation se fasse en *16 alpha hydroxy* œstradiol. Le problème est que la *16 Alpha hydroxy* œstradiol est hautement cancérigène. Selon son patrimoine génétique et ses enzymes, il arrive que l'on fabrique beaucoup de *16 Alpha hydroxy* œstradiol ce qui représente un risque élevé de cancer du sein. La ***2 hydroxy* œstradiol** n'a aucun pouvoir des œstrogènes et est non cancérigène. Il est donc souhaitable pour toutes les femmes de transformer leurs œstrogènes en *2 hydroxy* œstradiol.

Quant à la ***4-hydroxy* œstradiol** elle a le pouvoir des œstrogènes, elle est donc potentiellement cancérigène si elle est mal transformée, ou mal éliminée de l'organisme dans les urines ou les selles. **Donc toute la dangerosité des œstrogènes se fait lors de leur passage dans le foie, selon le type d'hydroxylation.**

La ***2 hydroxy* œstradiol** est **non cancérigène** et la ***16 Alpha hydroxy* œstradiol** est cancérigène.

En somme, si vous fabriquez beaucoup de ***16 Alpha hydroxy* œstrogène**, votre risque de cancer du sein peut être très élevé. On peut vérifier ce risque par une prise de sang. On mesure le Rapport **2 hydroxy /16 Alpha hydroxy**

Comment combattre naturellement l'effet de la *16 alpha hydroxy* œstrogènes, un vrai cancérigène du sein ?

Même lorsqu'on est né avec un gène déficient ou des enzymes qui fabriquent la ***16-Alpha hydroxy*-œstrogène** *(mauvais* œstrogène*)*, on peut essayer par l'environnement de modifier l'expression de cette anomalie. En quelque sorte, ce n'est pas parce qu'on est porteur d'un mauvais gène qu'il va forcément s'exprimer. La capacité à agir par son comportement et par son environnement pour modifier de façon positive l'expression d'un gène, s'appelle la régulation épigénétique. Il nous faut donc pousser l'organisme à modifier cette *16 alpha hydroxy-*œstrogène et cette *4 alpha hydroxy-*œstrogène pour les rendre non toxiques. Nous allons apporter une quantité suffisante de vitamine B9, de vitamine B12 et un peu de vitamine B6, pour mieux contrôler la réplication de l'ADN et la division cellulaire. L'apport de ces trois vitamines, de préférence sous leur forme biodisponible, c'est-à-dire méthylée, va réduire le risque de cancer du sein. Ainsi en présence de la vitamine B9 et B12, la

2- hydroxy-œstrogène *(*2-OH œstrogène*), devient même protecteur ca*rdiovasculaire. La *4 hydroxy-*œstrogène *(4-OH* œstrogène*),* qui était un estrogène actif devient non estrogénique dont non cancérigène. Quant à la *16 alpha hydroxy-*œstrogène **très génotoxique** (toxique pour nos gènes), il faudrait que l'organisme la réduise en **œstriol** l'hormone de la femme enceinte non cancérigène et protectrice du cancer du sein. La diminution de la concentration en œstrogène, par la conversion de la *2-OH* œstrogène et la *4-OH* œstrogène, en hormones non actives, permet de limiter l'apparition du cancer du sein.

Des chercheurs ont montré que la consommation de brocolis aussi bien qu'une supplémentation avec du di-indole-3carbinol améliore le ratio 2 hydroxy/16 a-hydroxy-œstrone induisant la production de davantage de 2 hydroxy-œstrone et, en conséquence, de moins de 16a-hydroxyœstrone.

On a montré que le **diindolylméthane** est le plus puissant stimulant naturel de la production de 2-hydroxyoestrone et qu'il **est approximativement dix fois plus puissant que l'indole-3-carbinol.** Pour une protection efficace contre le cancer du sein, il faut prendre entre **200 à 400 mg d'indol-3-carbinol par jour**.

Cette transformation est surtout l'œuvre d'une réaction chimique, la **méthylation.**

3-RÔLE DE LA METHYLATION DANS LA PREVENTION DES CANCERS

La **méthylation** nous protège contre le cancer, qu'est-ce que la méthylation, comment optimiser cette réaction chimique protectrice ?

La **méthylation** est un processus chimique, qui permet de transférer dans une réaction biochimique, un *groupement méthyl* composé de trois atomes d'hydrogènes et un atome de carbone *(-CH3).* Cette méthylation intervient lors de la synthèse de l'ADN et permet de réparer l'ADN endommagé. Sans cette réparation, on aboutit à un ADN malade. Les cellules contenant cet ADN malade peuvent se cancériser. C'est une réaction chimique indispensable à notre génome. Elle nous protège de la cancérisation de nos cellules. La méthylation a aussi d'autres fonctions, par exemple la méthylation de la sérotonine conduit à la fabrication de la mélatonine, hormone du sommeil et puissant antioxydant naturel du cerveau. La synthèse des autres hormones comme l'adrénaline, la noradrénaline, deux hormones de stress, passent par un processus de méthylation. **La méthylation est utilisée aussi par l'organisme pour la détoxication du foie.**

Le défaut de méthylation conduit au vieillissement prématuré, et à l'augmentation des maladies cardiovasculaires, par exemples certaines thromboses à répétition et certains infarctus avec cholestérol normal. Ce défaut de méthylation entraîne une augmentation de cancers et des malformations neurologiques fœtales comme le spina bifida (absence de fermeture de la moelle épinière en bas du dos, avec risque d'infirmité). Pour éviter ces malformations, les femmes enceintes doivent surveiller leurs dosages de vitamines B12, B9, et B6. Le défaut de méthylation peut aussi conduire à certaines dépressions et des troubles du sommeil, troubles du comportement et de l'humeur. La communication des cellules nerveuses utilise les neurotransmetteurs qui sont issus de la méthylation, ainsi que la synthèse de la gaine de myéline des cellules cérébrales. Le défaut de méthylation augmente aussi le risque de démence.

Chaque individu possède un patrimoine génétique légué par ses deux parents. Il arrive que l'expression de ce patrimoine génétique soit différente de celle qui était prévue. C'est l'influence des facteurs environnementaux sur notre génome, qui constitue la ***régulation épigénétique***. La régulation épigénétique est donc une interprétation de notre génome par rapport à l'environnement dans lequel nous vivons. Par exemple, si nous n'étions pas programmés pour développer des cancers, l'environnement, toxiques, chimique, le climat, l'alimentation, le sport et bien d'autres choses vont modifier l'expression de ce patrimoine génétique, et nous conduire au cancer ou aux maladies que nos parents n'avaient pas dans leurs gènes. Tous ces agents extérieurs contribuent à la *régulation épigénétique*. Pour expliquer la régulation épigénétique, je prends l'exemple d'une reine d'abeilles qui pond des œufs dans une ruche, toutes les larves ont le même patrimoine génétique, mais c'est l'alimentation de certaines larves qui va les orienter vers les reines. En nourrissant certaines larves par la gelée royale elles deviennent des reines. C'est clairement l'alimentation qui a orienté certaines larves pour devenir des reines. C'est cela la régulation épigénétique, **l'emprise de l'environnement sur notre patrimoine génétique.** La principale réaction qui contrôle la multiplication de l'ADN et la lecture de notre code génétique s'appelle la méthylation. C'est cette méthylation qui surveille et protège notre ADN contre les cancers et certaines maladies. Pour mesurer la méthylation on dose habituellement ***l'homocystéine*** le résultat optimal est environ *à 7 à 8.*

Nous ne sommes pas égaux devant le cancer, les gènes peuvent s'exprimer différemment d'un individu à l'autre. Ce n'est pas parce qu'on est porteur d'un gène qu'on va obligatoirement développer un cancer. Il existe des modifications de l'expression de nos gènes au contact de notre environnement. Cette expression différente du génome, est liée à des modifications qu'on qualifie d'épigénétiques. La méthylation accompagne ces modifications épigénétiques. Les modifications épigénétiques, sont des modifications qui poussent le gène à s'exprimer différemment. Par exemple l'hymne français est la marseillaise. Les paroles de la marseillaise sont l'ADN de la chanson, mais on peut interpréter cette chanson en fonction de sa voie, de son tempérament, la chanter seul, à deux, à plusieurs, c'est des modifications épigénétiques. La méthylation des molécules va modifier leur expression. Par exemple la méthylation des hormones cancérigènes va les rendre non cancérigènes. C'est ainsi que la méthylation de la *4-hydroxy*œstrogène hormone cancérigène va donner la **4-méthoxyœstrogène** anticancéreuse. La méthylation des autres hormones comme la *2-hydroxy*œstrogène hormone va donner la

2-méthoxyœstrogène, <u>anticancéreuse</u>, <u>anti angiogénique</u> (contre la formation des vaisseaux du cancer) et <u>protecteur cardiovasculaire</u>. Les formes méthylées des vitamines B9, et B12, sont indispensables pour réduire ce risque de cancers, surtout si l'on possède une anomalie génétique sur l'enzyme

MTHF réductase (Méthylène Tétra Hydro Folate Réductase), indispensable au métabolisme de l'homocystéine.

4-MODULATEURS DE LA REPONSE AUX ESTROGENES

(d'après *Lamblin.F et al, 2009)*

Les graines de lin transformées dans l'intestin en enterolignanes présentent des caractéristiques structurales communes avec l'estradiol et modulent l'action des œstrogènes.

Chez la femme obèse, qui produit beaucoup d'œstrogènes, les lignanes transformées dans l'intestin (enterolignanes) ont un effet compétiteur sur le récepteur aux estrogènes. Elles empêchent la fixation de l'œstrogène sur son récepteur, ce qui bloque le pouvoir cancérigène des estrogènes.

Les femmes au poids normal sécrètent plus d'androgènes (climat androgénique prédominant). Les entérolignanes maintiennent ce climat androgénique prédominant (effet agoniste) et simulent une fixation d'œstrogènes.

Une étude épidémiologique internationale sur l'efficacité des lignanes dans la prévention des cancers du sein (EPIC-E3N), montre :

- Une diminution de **17% du risque** de cancer du sein post-ménopausique

- Les compléments alimentaires à base de lignanes diminuent l'imprégnation œstrogénique
- Les lignanes jouent un rôle dans la prévention du risque de cancers (sein, prostate, colon)
- Les lignanes interviennent dans la prévention des maladies cardiovasculaires
- Elles préviennent les troubles liés à la carence en œstrogènes, particulièrement en préménopauses,
- Ménopause.

QUELS SONT LES ALIMENTS RICHES EN LIGNANES A PRIVILEGIER ?

Les oignons le pois chiche

Les GRINS de LIN

Les grains de **lin** sont de puissants inhibiteurs de l'aromatase. Cette enzyme transforme les androgènes des surrénales et de la graisse abdominale en œstrogènes. Ils sont très riches en lignanes.
Celles du lin ou *Linum usitatissimum L.*
Ce sont des polyphénols de la famille des phyto-estrogènes. Ces phytoestrogènes sont métabolisées en entérolignanes par le bon microbiote. Le plus étudié des lignanes, c'est la podophyllotoxine et ses dérivés hémi-synthétiques dont l'ETOPOSIDE ont des propriétés cytotoxiques utilisées dans la chimiothérapie anticancéreuse.
Dans plusieurs plantes alimentaires on trouve des lignanes tels que le sécoisolaricirésinol et le matairésinol qui protègent des maladies cardiovasculaires et certains cancers, en particulier celui du sein et de la prostate.

LE TREFLE ROUGE

- Le trèfle rouge est une plante d'origine européenne consommée pour lutter contre les symptômes de la ménopause, et en particulier les troubles sexuels qui apparaissent à cette période. Sa richesse en isoflavones (*daidzéine, génistéine, formononétine et biochanine A*) est à l'origine de son effet. Les isoflavones sont des phytoœstrogènes, différents structurellement des œstrogènes, mais d'ont les effets s'en approchent.

5-LA DETOXICATION DES OESTROGENES PAR LES PLANTES

Les plantes détoxifiantes sont celles qui permettent d'éliminer les produits des œstrogènes de l'organisme. La mauvaise élimination des œstrogènes par l'organisme, entraîne leur accumulation ce qui augmente leur risque toxique. Ces différentes plantes agissent au niveau du foie pour détoxiquer (éliminer) ces œstrogènes.

- Radis noir
- Artichaut
- Lin
- Brocolis

Dans la phase I de la détoxication du foie, ces plantes stimulent la 2-hydroxylase (anti cancéreuse) et inhibent la 16 hydroxylase hépatique (potentiellement cancérigène)

L'ARTICHAUT

Les propriétés intéressantes de l'Artichaut :

- L'artichaut est un détoxiquant hépatique : permet d'élimer les toxines dans le foie.
- La plante est diurétique.

- Elle est aussi anti-prolactine : diminue la prolactine, l'hormone de la lactation.

6-COMPLEMENTS ALIMENTAIRES UTILES A LA PREVENTION DU CANCER DU SEIN

- Compléments à base des graines de lin broyées
- Phyto -estrogènes, dont les isoflavones de soja et de Kudzu
- Le Soja
- Les Trèfles rouges
- La Luzerne
- Les prébiotiques (les amidons non fermentescibles) et autres comme le topinambour.
- Les probiotiques, bactéries utiles pour notre flore intestinale
- Les acides gras omégas trois : Posologie 1000 mg/jour (EPA et DHA)
- La Vitamine D
- Les autres vitamines liposolubles et hydrosolubles

- Les antioxydants, comme le coenzyme Q10, l'acide alpha lipoïque et le glutathion réduit

LES TRAITEMENTS HORMONAUX DE LA MENOPAUSE AUGMENTENT-ILS LA FREQUENCE DU CANCER SEIN ?

La Ménopause correspond à la période où les ovaires chez une femme ne produisent plus d'estrogènes, ni de progestérone. Cette période peut s'accompagner de plusieurs troubles, qui peuvent pousser certaines femmes à envisager un traitement hormonal substitutif ou THS. Ces symptômes dits climatériques, sont parfois très désagréables. On peut noter :

- Bouffées de chaleur, hypersudation nocturne, sueurs froides
- Anxiété, suffocation, difficulté à respirer
- Troubles du sommeil, difficulté de concentration, irritabilité, diminution du rendement journalier, confusion, distraction,
- Incontinence urinaire, troubles de la libido, sensibilité des seins,
- Prise de poids, augmentation de l'appétit, parfois perte de poids et de l'appétit
- Douleurs articulaires et musculaires, raideur.

Chaque femme évoque des symptômes variables, en fonction de sa culture, et de ses origines.

Quel est le principe du traitement hormonal ?

Chez la femme non *hystérectomisée* (à qui on n'a pas retiré l'utérus), on conseille de donner un traitement à base de progestérone pour protéger contre le cancer de l'endomètre (de la cavité utérine), associé à un apport d'œstrogènes.

Chez la femme *hystérectomisée* (à qui on a retiré l'utérus), un traitement par œstrogène seul.

Il faut dans les deux cas, privilégier un traitement par des œstrogènes par voie cutanée, pour éviter que ces médicaments soient avalés et passent par le foie, qui va augmenter leur toxicité. La voie par pommades, ou par patch, évite ce passage hépatique, ce qui diminue la toxicité de ces œstrogènes.

En Aout 2002, *l'étude WHI* a semé la panique dans le traitement hormonal substitutif de la ménopause (THS). On a noté qu'il

Augmente le risque de cancer du sein

Augmente le risque cardio-vasculaire

Augmente les accidents thromboemboliques

Ne protège pas contre les démences.

Mais **heureusement il s'agissait d'une étude qui était mal conduite**, parce **qu'elle mélangeait tout**. Les femmes de cette étude étaient âgées et elles ne prenaient pas d'œstrogènes naturels par voie cutanées et la progestérone était extraite de l'urine de jument.

Le risque éventuel de cancer du sein sous traitement hormonal de la ménopause (THM), constitue la principale préoccupation des prescripteurs et l'inquiétude des patientes. Depuis les années 2000, plusieurs études internationales ont démontré que les traitements combinés œstroprogestatifs, entraînaient une augmentation du risque de cancer du sein, liée au type de progestatif combiné aux estrogènes et à la durée de prescription. Ce risque diminue rapidement après l'arrêt du traitement mais on ignore s'il rejoint à terme celui des femmes n'ayant pas pris de THM.

Une étude de cohorte française (E3N) suggère que les progestatifs naturels et la progestérone micronisée orale ou son isomère, la dydrogestérone, seraient associés à un surrisque de cancer du sein moins important que les autres composantes progestatives. Ce risque augmenterait tout de même chez les femmes sous traitement depuis plus de 5 ans.

Les traitements par œstrogènes seuls, sont associés à un risque de cancer du sein moins élevé. Mais ils sont réservés aux femmes ayant subi une hystérectomie, en raison des risques avérés de cancers de l'endomètre et de l'ovaire qu'ils peuvent contribuer à provoquer.

D'autres études bien conduites comme l'étude ESTHER (*Estrogen and ThromboEmbolism Risk*), a montré que la combinaison œstrogène par voie transcutanée et la progestérone naturelle micronisée, n'augmente pas le risque de thromboses ni de risque cardiaque particulier. Mais lorsqu'on prenait des œstrogènes par la bouche, le risque augmentait la première année de traitement, puis disparaissait par la suite.

Une autre étude publiée en *2005 dans ce journal : int J Cancer, 2005 Apr 10 ; 114 (3) : 448-54 intitulée en anglais « Breast Cancer risk in relation to different types of hormone replacement therapy in the E3N-EPIC »*, ne montre pas d'augmentation du risque relatif de cancer du sein avec l'association œstrogènes-progestérone naturelle micronisée, jusqu'à une durée de 6 ans de traitement.

La prise d'œstrogènes naturels par voie transcutanée, doit être obligatoirement accompagnée d'un traitement par progestérone. On note une augmentation du risque relatif du cancer du sein au-delà de 4 ans sur œstrogène seul. On constate aussi une augmentation des cancers de l'endomètre (cavité utérine). La progestérone doit être naturelle ou bio-identique, ou de structure très proche de la dydrogestérone (DUPHASTON). Les femmes qui ont gardé leur utérus doivent obligatoirement associer l'œstrogène par voie transcutanée (gel, patch), à la progestérone naturelle.

Il est aussi recommandé pour les femmes hystérectomisées (ablation de l'utérus), de prendre de la progestérone, et pas seulement des œstrogènes, contrairement à une idée largement répandue chez les gynécologues. Cette progestérone évite chez ces femmes hystérectomisées, le gonflement excessif des seins, du ventre (rétention d'eau), l'anxiété, la nervosité les troubles du sommeil, des effets qui sont provoqués par l'administration des œstrogènes seuls.

Il faut éviter le gonflement des seins lors des traitements hormonaux de la ménopause, ce signe est l'excès d'œstrogènes et un manque de progestérone, susceptible d'augmenter le cancer du sein, comme le montre cette étude E3N-EPIC cohorte publiée en avril 2005.

Les traitements hormonaux évitent l'ostéoporose, protègent la peau contre le vieillissement rapide, maintiennent la libido, protègent contre la sécheresse vaginale, contre les maladies cardiaques, le diabète, renforcent le système immunitaire, protègent contre les autres cancers, et la maladie d'Alzheimer. Ces traitements réduisent le nombre de fractures, hanches, poignets, et vertèbres. **Ils n'augmentent pas le cancer du sein s'ils contiennent les œstrogènes par voie transcutanée et de la progestérone naturelle.**

Certains conseils sont à rappeler, ne pas fumer, surveiller la prise de poids, et pratiquer une activité physique. Il faut aussi modérer sa consommation d'alcool.

D'une manière générale, un traitement hormonal substitutif de la ménopause, qui associe les **œstrogènes par voie transcutanée**, patchs ou gels associés à une **progestérone naturelle** proche du Duphaston, **n'augmente pas le risque du cancer du sein**.

L'un des outils les plus puissants utilisés par l'organisme pour combattre les cancers sont les **mitochondries.**

EN SOMME POUR LE CHAPITRE II

RESUME CHAPITRE II

Les aliments qui luttent contre le cancer du sein sont : le lycopène contenu dans la purée de tomate, les polyphénols contenus dans le vin rouge, le thé vert et les légumes. Le sulphoraphane et l'indole -3-carbinol contenus dans les extraits de brocolis et des légumes crucifères, sont anticancéreuses, ainsi que les caroténoïdes contenus dans les fruits, la carottes et légumes colorés. Le Curcuma par le biais de son principe actif la curcumine est un puissant anticancéreux, qui potentialise la chimiothérapie. Il est aussi anti-inflammatoire pour les rhumatismes.

Ces aliments sont des puissants antioxydants, antiinflammatoires, antitoxiques qui poussent les cellules cancéreuses au suicide.

Les légumes et épices qui luttent activement contre le cancer du sein sont : Le brocoli, l'ail, Le basilic, le curcuma, le gingembre, la grenade, la coriandre, le poivre, le piment, le romarin, le thym, le persil, le thé vert, la menthe, l'estragon, les légumes crucifères (choux fleur, choux de Bruxelles), le vin rouge, la liste des légumes anticancers est longue sur tous les continents.

La constipation chronique peut aussi être un facteur de cancer du sein, par le biais des acides biliaires et l'inflammation de l'intestin.

Certains aliments contenant des phytates comme toutes les graines non germées sont des puissants anticancéreux du sein. Ce sont les légumineuses, les noix, noisettes, et les grains entiers, bref tous les aliments à grains non germés comme le haricot, les petits pois, le pois chiche, lentilles.... Ces phytates luttent aussi contre l'ostéoporose.

Certaines vitamines protègent contre le cancer, nous les avons vues : La vitamine B6, la vitamine K et la vitamine D.

L'hydroxylation est très important pour les estrogènes. En fonction de la position du radical hydroxyde (OH) sur la molécule d'estrogène, la toxicité de l'estrogène change. La 2 hydroxy-œstrogène *est beaucoup moins toxique que la 4* hydroxy-œstrogène, *elle aussi moins toxique que la 16 alpha hydroxy estrogène. La 2 hydroxy estrogène n'a pas le pouvoir des estrogènes elle est non toxique et non cancérigène, la 4 hydroxy, a un pouvoir estrogénique et* ***la 16 alpha hydroxy estrogène est hautement cancérigène****. Pour combattre cet estrogène toxique, on a besoin de trois vitamines, les vitamines B6, B9, et B12. Ces trois vitamines participent à la méthylation, une réaction chimique qui rajoute le radical méthyl (CH3) aux molécules. Cette méthylation va rendre ces molécules inactives voire anticancéreuses.*

Comment détoxiquer ces estrogènes ? Les plantes qui détoxiquent sont celles qui permettent d'éliminer les produits des œstrogènes de l'organisme. La mauvaise élimination des œstrogènes par l'organisme, entraîne leur accumulation ce qui augmente leur risque toxique. Ces différentes plantes agissent au niveau du foie pour éliminer ces œstrogènes. Ces plantes sont le radis noir, l'artichaut, le lin, et le brocoli. (Voir page compléments alimentaires).

Les phytoœstrogènes et les lignanes (extraits de graines de lin) sont des puissants modulateurs de la réponse aux estrogènes.

Certains traitements hormonaux de la ménopause peuvent augmenter le risque de cancer du sein. Choisissez les estrogènes par voie cutanée et la progestérone naturelle comme par exemple le Duphaston, si vous n'avez pas le choix ou si les traitements naturels (phytoœstrogènes) sont inefficaces.

CHAPITRE III

COMMENT AUGMENTER L'EFFICACITE DE NOS MITOCHONDRIES POUR LUTTER CONTRE LE CANCER DU SEIN ?

Les mitochondries sont de petites **bactéries primitives**, vivant à l'intérieur de nos cellules, qui agissent comme des **batteries électriques,** pour apporter de l'énergie à nos cellules. Les mitochondries sont au cœur de la défense contre les cancers. Ces mitochondries ont besoin de nutriments, pour lutter contre les cancers. Nous devons agir pour renforcer nos mitochondries, les renouveler par un exercice physique régulier, afin d'éliminer les cellules cancéreuses. Nous devons apporter à nos mitochondries, tous les éléments nécessaires, pour renforcer les cellules saines et éliminer les cellules qui contiennent les mitochondries morbides, susceptibles de se cancériser.

Pour permettre à nos cellules de combattre le cancer du sein efficacement, il faut optimiser les nutriments cellulaires. Les mitochondries des cellules cancéreuses sont, de mauvaise qualité et fonctionnent moins bien que les mitochondries des cellules saines. Il faut créer des conditions optimales pour que nos mitochondries saines poussent les cellules cancéreuses au suicide.

QUELLES SONT LES FONCTIONS DE LA MITOCHONDRIE ?

Les mitochondries servent à produire de l'énergie dans nos cellules. Cette énergie est sous forme d'ATP (adénosine triphosphate). Nos cellules fonctionnent comme des usines qui ont besoin d'énergie. Les mitochondries qui sont des bactéries primitives incluses dans nos cellules, il y a quelques milliards d'années sont celles qui apportent cette énergie. Plus nos cellules travaillent, plus elles ont un nombre élevé de mitochondries, comme les cellules cardiaques et les cellules musculaires. On en trouve en grand nombre dans le flagelle du spermatozoïde, qui doit parcourir une très grande distance pour arriver à féconder l'ovule.

La mitochondrie contrôle le calcium cellulaire. Tout le métabolisme du calcium qui rentre dans la cellule, est contrôlé par la mitochondrie.

La mitochondrie intervient dans la détoxication : elle permet à l'organisme d'éliminer les produits toxiques. On sait qu'un organisme intoxiqué, est un organisme dont le système immunitaire fonctionne mal, ce qui peut être le lit de cancers et de maladies métaboliques.

La mitochondrie contrôle l'apoptose. L'apoptose est une mort cellulaire programmée. La mitochondrie pousse les cellules cancéreuses au suicide. Pour de bonnes défenses immunitaires, il faut optimiser le fonctionnement de la mitochondrie.

Enfin la mitochondrie intervient dans la synthèse des hormones stéroïdes, c'est-à-dire des hormones fabriquées à partir du cholestérol. Parmi ces hormones, on trouve, la testostérone, l'estrogène, la progestérone, la DHEA, le cortisol, l'aldostérone, et biens d'autres. Pour avoir une synthèse optimale de ces hormones, il faut stimuler la mitochondrie. Certains hommes peuvent avoir un déficit de testostérone, en rapport avec un mauvais fonctionnement de la mitochondrie.

QUELS SONT LES NUTRIMENTS DE LA MITOCHONDRIE ?

Ces nutriments de la mitochondrie sont les suivant :

- La Vitamine A
- Vitamines B1, B2, B3, B5
- Vitamine E
- Vitamine C
- Acides Gras Oméga 3 et Oméga 6
- Sélénium
- Zinc

- Cuivre
- Acide alpha lipoïque
- L-Carnitine
- Coenzyme Q10
- Glutathion Réduit
- Acétyl-Cystéine.

Pour lutter contre le cancer du sein, il faut optimiser la présence de ces nutriments dans l'organisme. Ce qui est important c'est de lutter contre la carence de ces nutriments, qui est beaucoup plus grave que l'excès d'apport. Certains de ces nutriments, comme *l'acide alphalipoïque*, la *L-Carnitine*, le *Coenzyme Q10*, le *Glutathion réduit, l'Acétylcystéine* sont synthétisés par l'organisme, mais leur production diminue avec l'âge. Certaines pathologies, comme le diabète, les maladies métaboliques, cardiovasculaires, dégénératives et les cancers, peuvent perturber leurs synthèses.

La Vitamine A et Le Bêtacarotène (nutriment de la mitochondrie)

C'est une vitamine liposoluble, c'est à dire extraite et active en présence de lipides. Les vitamines D, E et K, font partis de ce groupe. Le béta carotène est un précurseur soluble de la vitamine A, c'est un antioxydant alors que la vitamine A n'a pas d'activité antioxydante. On la trouve dans les fruits et légumes pigmentés, carottes, courges, maïs et jaune d'œuf. La vitamine

A est absorbée par voie digestive et transformée en rétinol (vitamine A). La vitamine A permet la vision crépusculaire (vision de nuit). Elle participe à la reproduction, à la croissance des os et à la régulation du système immunitaire. Elle est importante pour la peau et les muqueuses, aussi bien respiratoires que génitales, digestives, buccales et urinaires. La vitamine A est importante à la croissance et à la différenciation cellulaire. Elle participe à la transcription de certains gènes et la synthèse de certaines protéines. Le métabolisme de la vitamine A nécessite des apports suffisants en zinc et protéines. La vitamine E augmente son absorption et son stockage dans le foie. L'oxydation du rétinol en acide rétinoïque conduit à la synthèse des facteurs de croissance et de différenciation cellulaire des tissus épithéliaux. Elle participe à biosynthèse des glycoprotéines, lutte contre les cancers et stabilise les membranes cellulaires. En cas de carence, on a une atteinte oculaire altération de la cornée, cécité irréversible, baisse de l'immunité. Il faut apporter plus de 60 % de vitamine A sous forme des caroténoïdes. Les apports nutritionnels journaliers recommandés en béta carotène sont de 900 microgrammes, soit 3000 unités pour les hommes, et de 770 microgrammes soit 2565 unités pour les femmes de plus de 18 ans. Pour les femmes qui allaitent 1300 microgrammes soit 4335 unités. La vitamine A est sans danger, lorsqu'elle est prise par voie orale ou injectée par voie intramusculaire dans les quantités inférieures à 10 000 UI (unités internationales) par jour, pour les adultes. Certaines études suggèrent que des doses supérieures augmenteraient le risque d'ostéoporose et de fracture de la hanche, et tout particulièrement chez les personnes âgées et les femmes post-ménopausées. Une utilisation à forte dose, et à long terme de vitamine A pourrait provoquer de graves effets indésirables tels qu'une fatigue, de l'irritabilité, de l'anorexie, des nausées et des problèmes gastriques. La vitamine A est sans danger pour les enfants lorsqu'elle est prise dans les quantités recommandées par la communauté médicale. Ces quantités recommandées varient selon l'âge. Il est donc préférable de consommer du béta carotène, précurseur de la vitamine A, qui est mieux toléré à forte dose.

La vitamine B1 (nutriment de la mitochondrie)

C12H17N4OS+

Découverte en 1912 par les japonais à partir du son de riz, ils ont isolé une molécule **orizanine**. En 1926, deux hollandais, Jansen et Donath avaient poursuivi les premières recherches sur le béribéri, isolent sous forme cristallisée un sel de vitamine B1. Par la suite d'autres chercheurs ont obtenu sa formule développée sous forme de chlorhydrate de vitamine B1. Le nom de la vitamine B1 est aneurine ou thiamine, ou encore vitamine antinévritique. La vitamine B1 est hydrosoluble. Elle intervient dans le métabolisme du glucose, la production d'énergie et la transmission de l'influx nerveux et dans la stimulation de la mémoire. Elle participe au bon fonctionnement cardiaque, et des tissus nerveux et digestifs. L'homme est obligé de recevoir la vitamine B1 dans son ensemble. Il ne sait pas la synthétiser. Un déficit en vitamine B1 peut créer différents troubles : neurologiques, cardiaques (syndrome polynévritique ou béribéri). Dans les dosages sanguins, la moyenne des résultats se situe entre 15 et 45 nmol/l (5 et 15 ug/l). La malnutrition, l'alcoolisme, la grossesse, les vomissements, la diarrhée, l'allaitement, l'hypothyroïdie, le diabète, et l'âge peuvent diminuer le taux sanguin de vitamine B1. La dose journalière en cas de carence est de 500 mg à 1 g par jour en 2 à 4 prises.

On la trouve dans les abats, la viande de porc, les légumineuses le germe de blé et le riz complet, mais aussi dans certains légumes et fruits comme les oranges, et le pois vert.

LA VITAMINE B2 (nutriment de la mitochondrie)

$C_{17}H_{20}N_4O_6$

Les premiers travaux sur la découverte de la vitamine B2 fut entrepris par Heidelberg en 1933, puis par Kuhn, qui avec quelques autres chercheurs isole un pigment jaune à fluorescence verte contenu dans le petit-lait. Kuhn appela cette substance « lactoflavine » en 1934, par la suite il va découvrir la « riboflavine », qui va lui valoir des récompenses. Lactoflavine et riboflavine sont des termes synonymes. On la retrouve dans le germe de blé, les noisettes, le fromage, les noix, le petit lait, le foie des animaux. La vitamine B2 intervient dans le métabolisme du glucose pour, la production d'énergie dans la cellule. Elle bloque les radicaux libres et peut lutter contre certains cancers et le vieillissement prématuré. Elle a un rôle antioxydant sous forme de FAD (Flavine Adénine Dinucléotide). Elle permet de régénérer le glutathion. La vitamine B2 permet la formation des globules rouges. Elle transforme la vitamine B6 et B9 en forme active. Elle Intervient dans la synthèse de vitamine PP à partir du tryptophane. Elle protège le système nerveux et intervient dans la vision normale. Elle améliore le métabolisme du fer et intervient dans la peau et les muqueuses. Elle est très importante dans la croissance du fœtus. La vitamine B2 est l'une des plus abondantes dans le monde animal et végétal. Sa carence est rare. On la trouve dans le foie de bœuf, de veau, les levures alimentaires, les fromages à pâte molle, le germe de blé, le porc, le concombre, les noix, et les noisettes… Les apports journaliers recommandés sont de 1.6 mg par jour, mais on peut tolérer sans aucun danger des doses jusqu'à 400 mg/j. La posologie adéquate est de 10 à 30 mg par jour pour un adulte. Sa carence provoque des problèmes dermatologiques : fissures aux commissures des lèvres, lèvres et langue rôtis violacées, problèmes oculaires, perte de la vision nocturne, photophobie, cataracte, fatigue, et migraine. On observe aussi des problèmes cutanés comme, la dermite séborrhéique, la desquamation fine du visage et des croûtes autour des narines. Les ongles et les cheveux deviennent ternes et cassants. Mais la carence en vitamine B2 est rare, l'organisme en synthétise au moyen de sa flore intestinale. Cette carence serait plutôt liée à l'augmentation des besoins.

LA VITAMINE B3 ou VITAMINE PP ou ACIDE NICOTINIQUE, NIACINE.

(Nutriment de la mitochondrie)

C6H5NO2

Isolée à partir du son de riz, la vitamine PP est la partie amide de l'acide nicotinique, substance blanche et cristallisée, préparée dès 1867 à l'état pur. C'est une vitamine hydrosoluble comme la vitamine B1 et B2. L'organisme peut synthétiser de très petites quantités à partir du tryptophane. La Niacine intervient dans de centaines de réactions enzymatiques. Sa carence est donc très grave. Elle intervient dans le métabolisme des glucides, des lipides et des protéines. Elle participe à la formation des globules rouges, intervient dans le transport d'oxygène aux cellules. On la retrouve aussi dans les phénomènes d'oxydoréduction. Elle participe aux fonctions du système nerveux et du système digestif. Elle intervient dans la synthèse des neurotransmetteurs (hormones du cerveau) et des hormones sexuelles dans la mitochondrie. Elle réduit le cholestérol. Elle est principalement présente dans les protéines animales, lait, œuf, viande, volaille … Elle stimule la synthèse de kératine, de la peau, des ongles et des cheveux, et lutte contre les troubles de la mémoire. Elle n'est pas stockée et doit être apportée quotidiennement par l'alimentation. Le complexe NAD (Nicotinamide adénine dinucléotide) est un transporteur d'électrons. La carence en vitamine B3 se manifeste par les fourmillements des mains et des pieds, perte d'appétit, fatigue, maux de tête, vertiges, hyperexcitabilité de la peau exposée au soleil et une fluctuation de l'humeur. Il faut éviter de prendre de fortes doses de vitamine B3 du fait des interactions médicamenteuses et des effets indésirables fréquents. Les apports nutritionnels recommandés sont de 16 mg pour un homme et 14 mg pour une femme. Elle est synthétisée en petite quantité par le foie et les cellules intestinales. Le nicotinamide est mieux toléré que la vitamine B3, on prescrit parfois des doses allant de 500 mg à 1000 mg par jour en cas de carence d'apport avérée.

LA VITAMINE B5 ou ACIDE PANTOTHENIQUE (nutriment de la mitochondrie)

C9H17NO5

Découverte lors des recherches sur la croissance des levures. C'est l'acide pantothénique dérivé de l'acide butyrique. C'est une vitamine hydrosoluble, on la trouve dans presque tous les aliments, mais elle est plus présente dans le germe de céréales complètes. La gelée royale en contient en quantité importante. Pantos en grec signifie partout d'où le nom acide pantothénique. La vitamine B5 est précurseur du coenzyme A, elle est nécessaire à la croissance de la peau et des muqueuses. Elle intervient dans le métabolisme du glucose et des glucides, des lipides et des protéines dans la cellule. Elle participe à la synthèse de certaines hormones. Elle joue un rôle dans le mécanisme régulateur de l'adrénaline, de l'insuline, et de la porphyrine, un précurseur de l'hémoglobine. Elle est utilisée pour renforcer le cheveu, certains produits cosmétiques en contiennent. C'est une vitamine anti-stress qui agit positivement sur le système nerveux et les glandes surrénales. On sait que la flore intestinale est capable de fabriquer la vitamine B5, mais on ne sait pas si cette B5 constitue une source significative. La toxicité de l'acide pantothénique est pratiquement nulle. On peut tolérer les doses jusqu'à 10 g par jour. Les doses plus élevées peuvent provoquer tout au plus une diarrhée. Dans certains essais cliniques, la consommation de pantethine a entraîné, des effets sur la réduction du cholestérol. Elle est vasodilatatrice, antioxydante et anticoagulants. Il n'y a aucune contre-indication à sa consommation. Une carence en vitamine B5 peut provoquer une insomnie, des crampes des jambes, des paresthésies des doigts et des pieds. On peut souffrir aussi de fatigue, des troubles gastro-intestinaux, un état dépressif, des infections respiratoires, de l'hypoglycémie, et un déficit immunitaire.

LA VITAMINE E (nutriment de la mitochondrie)

La vitamine E est une vitamine liposoluble, c'est-à-dire soluble dans l'huile et les matières grasses. C'est un antioxydant des membranes de nos cellules et des composés gras des cellules. On l'appelle aussi *tocophérol*, du grec tokos progéniture et pherein porte. Les chercheurs Herbert McLean Evans et Katharine Scott Bishop en 1922, ont constaté que les femelles de rats, privées de cette molécule peuvent tomber enceinte sans que l'embryon ne se développe. Elle est constituée de plusieurs sous unités alpha tocophérol, bêta tocophérol, gamma tocophérol, delta tocophérol. Certains compléments alimentaires ne contiennent que l'alpha tocophérol ce qui est une mauvaise chose, parce qu'il faut toutes les sous unités pour avoir une meilleure protection anti oxydante. Le gamma tocophérol a des propriétés apoptotiques, il pousse les cellules cancéreuses à se suicider. La vitamine E est absorbée dans l'intestin, première défense contre les radicaux libres dans l'organisme. Elle assure une protection des membranes cellulaires. Elle est stockée dans le foie et les adipocytes (cellules graisseuses). La vitamine E protège contre l'accumulation du peroxyde d'hydrogène dans les muscles. Elle est très intéressante sur la peau sèche. C'est un excellent produit anti-âge, qui peut protéger la peau après exposition solaire. Ses propriétés antioxydantes sont utilisées pour protéger le beurre, la margarine et les huiles du rancissement.

C'est un produit anti- âge. Elle bloque l'action des radicaux libres sur la peau, et réduit les dommages cellulaires liés à l'exposition aux ultraviolets. Elle aide à maintenir l'hydratation et l'élasticité de la peau en maintenant un film hydrolipidique. Elle améliore la microcirculation cutanée. La vitamine E se trouve en quantité important dans les huiles végétales. La vitamine E soulage les douleurs menstruelles, et renforce le système immunitaire des sujets âgés. La posologie pour le syndrome prémenstruel (douleur des règles) est de 200 UI à 500 UI par jour pendant 5 jours en commençant 2 jours avant les règles (menstruations). La posologie pour avoir un effet antioxydant est de 200 UI (134 mg) à 400 UI (268 mg) de vitamine E naturelle par jour sans discontinuer. Les apports nutritionnels recommandés (ANR) sont de 15 mg (22.5 UI) chez l'adulte et 19 mg (28.5 UI) chez la femme qui allaite. Les dosages supérieurs à 500 UI / jour n'apportent pas de bénéfices secondaires. Certains auteurs pensent que les apports trop élevés (1000 UI) peuvent être dangereux. La baisse de la vitamine E est un risque majeur d'angine de poitrine et d'infarctus «KARDINAAL A. F.M et al., « Antioxidants in adipose tissue and risk of myocardial infarction : the EURAMIC Study » *The Lancet*, 1993 ; 342 : 1379-1384 ;. On observe un risque augmenté de certains cancers, et de cataractes. La vitamine E est importante pour protéger de dommages pulmonaires causés par la pollution, et de dommages musculaires engendrés par l'effort physique. La vitamine E protège également contre le vieillissement du système immunitaire, et du risque de dégénérescence cérébrale.

LA VITAMINE C (nutriment de la mitochondrie)

$C_6H_8O_6$

C'est une vitamine hydrosoluble, c'est-à-dire soluble dans l'eau. La vitamine C est absorbée dans l'intestin grêle. C'est un antioxydant, qui protège les cellules contre les radicaux libres qui peuvent casser l'ADN et induire des cancers. La vitamine C est importante pour la synthèse du collagène. Le collagène intervient dans la fabrication des tendons, des muscles, des os, des ligaments, du tissu conjonctif et de la peau. La vitamine C se trouvent dans les fruits et les légumes, en particulier dans l'acérola, originaire des Antilles et des Caraïbes, elle contient plus de 1745 mg pour 100g d'acérola. L'acérola est 20 fois plus riche en vitamine C que le citron ou l'orange. En deuxième position la baie d'églantier, le piment rouge cuit, le persil, le kiwi, la fraise, l'orange, et le pamplemousse. Les apports quotidiens recommandés sont de 60 mg par jour, il suffit de manger, un agrume par jour. La vitamine C est instable et fragile, elle s'évapore dans un verre, elle ne supporte pas la chaleur. Les fruits en conserve subissent un traitement qui détruit plus de 95 % de vitamine C. Le stockage des légumes peut détruire plus de 80% de vitamine C. Les épinards laissés en magasin perdent 30 % de leur vitamine C en une journée.

Quand vous écrasez les pommes de terre pour en faire de la purée on perd 40% de vitamine C. La vitamine C est très importante pour renforcer les défenses naturelles de l'organisme. Les globules blancs (leucocytes) sont les gardiens de l'immunité et il faut savoir qu'ils contiennent beaucoup de vitamine C, près de 60 fois plus que le plasma sanguin. Les réserves sont vite épuisées en cas de maladies, infections ou choc traumatique. Différents travaux ont pu démontrer que des concentrations élevées en vitamine C permettaient une meilleure mobilisation des globules blancs, leur permettant ainsi de s'attaquer beaucoup plus facilement aux bactéries. La vitamine C est également indispensable à la synthèse d'anticorps. Elle possède donc un effet antiviral à fortes doses. La vitamine C doit donc être largement utilisée dans toutes les infections, qu'elles soient dues à des bactéries, des virus, des champignons, des levures ou des parasites. (Médecines nouvelles n°95 – 4è trim.99).

La vitamine C joue également un rôle essentiel dans différentes fonctions :

- L'énergie physique et psychique,
- Les défenses immunitaires,
- La protection contre les radicaux libres et les toxiques,
- La maintenance de la fonction respiratoire,
- La solidité de la trame osseuse,
- La santé des gencives,

- La prévention des pathologies associées au vieillissement, comme les pathologies cardiovasculaires et les cancers.

La vitamine C réduit la nocivité des métaux lourds comme le plomb, le nickel, le cadmium. (CHLORELLA, une algue championne dans la détoxination des métaux lourds). De nombreuses études montrent le rôle antitoxique de la vitamine C contre les nitrates, contre la fumée de cigarettes, contre l'alcool, contre les vapeurs d'essence, contre certains pesticides. ZANNONI V. G. et al., « Ascorbic acid, alcohol and environnemental chemicals », in BURN J. J. et al., « Third conférence on vitamin C », *Ann NY Acad Sci* 1987 ; 498 : 364-388; La vitamine C agit très efficacement surtout lorsqu'elle est en synergie avec la vitamine A et la vitamine E et le glutathion, contre les dégâts causés par les radicaux libres. Chaque tissu a des besoins spécifiques. La vitamine C est 30 à 100 fois plus concentrée dans les glandes surrénales, que dans le plasma et encore plus concentrée dans l'hypophyse. L'acide folique ou vitamine B9 se transforme en acide folinique avec l'aide de l'acide ascorbique (vitamine C). La carence en vitamine C entraîne une mauvaise utilisation de la vitamine B9 qui devient elle-même responsable des anémies. Les capacités d'effort physique diminuent significativement avec le déficit marginal en vitamine C et B et sont restaurées par une supplémentation. La vitamine C est un des éléments indispensables à la coagulation du sang. Il est utile de prendre de la vitamine C dans tous les syndromes hémorragiques. Elle a une action antivirale directe. Elle aide à régénérer la vitamine E, protège l'oxygène et le fer de l'oxydation. Elle protège les artères contre les dommages oxydatifs et contre le vieillissement. Cet antioxydant est éliminé en 24-48h.Les taux élévés de vitamine C sont associés à une diminution du taux de cholestérol. On constate aussi, une diminution de l'hypertension artérielle, et une protection contre l'infarctus cardiaque. TROUT D.L., « Vitamine C and cardiovascular risk factors », *Am J Clin Nutr*, 1994; 60: 100-105. GEY K F, « Relationship of plasma level of vitamine C to mortality from ischemic heart disease », in BURNS J.J,et al., "third Conference on Vitamin C " Ann NY Acad Sci, 1987; 498: 110-120.

L'EQUILIBRE ENTRE LES ACIDES GRAS OMEGA 3 et OMEGA 6

(Nutriment de la mitochondrie)

Nous n'allons pas aborder ce vaste sujet des acides gras déjà vu aux précédentes pages. Il faut un équilibre entre oméga 3 et oméga 6 environ un oméga 3 pour quatre omégas 6. Ce sont des composants de membranes cellulaires.

Le précurseur des omégas 6 est l'acide linoléique. L'acide gras principal dérivé de l'acide linoléique est l'acide arachidonique. Cet acide gras abouti au final à la synthèse des dérivés pouvant provoquer de l'inflammation. Il faut donc limiter les apports importants en oméga 6.

Le précurseur des omégas 3 est l'acide alpha-linolénique. L'acide gras principal dérivé de l'acide alpha-linolénique est l'EPA qui se transforme en DHA. Ces acides gras aboutissent à la synthèse des dérivés antiinflammatoires.

Voilà pourquoi il est nécessaire d'avoir une alimentation riche en oméga 3 pour mieux contrôler l'inflammation et priver les cellules cancéreuses de leur fioul qui est l'inflammation pure.

Dans une étude, on observe que la prise de compléments d'huile de poisson comportant au moins 300 mg d'EPA et de DHA diminue de 32% le risque de cancer du sein. Théodore M. Brasky et al, Spécialty Cohort, *Cancer Epidemiol Biomarkers Prev*, 2010, 19 (7) : 1696-1708.

Dans une autre étude française, conduite par le Professeur Bougnoux de l'Université de Tour, sur un suivi de 25 patientes atteintes de cancer du sein avec des métastases. On a donné 1.8 g de DHA (oméga 3) par jour avec un produit de chimiothérapie (anthracyclines), les femmes ont été suivies pendant 31 mois. On constate que chez les femmes recevant le DHA, le délai de progression de la maladie ou de reprise de métastases est de 8.7 mois, alors que celles qui n'en prenaient pas évoluaient au bout de 3.5 mois seulement. La moyenne de survie des femmes qui prenaient le DHA était de 34 mois, contre une survie de 18 mois seulement chez celles qui ne prenaient pas d'oméga 3. P.Bougnoux et al, Improving outcome of chemotherapy of metastatic breast cancer by docosahexaenoic acid: a phase II trial, *Br J Cancer*, 2009, 101 (12): 1978-1985.

Il semble que pour une meilleure efficacité contre le cancer du sein traité ou les métastases, les doses de 1.8 g à 2.5 g /jour sont les plus utilisées, du fait d'un bon équilibre entre la tolérance digestive et l'efficacité. Il faut prendre en compte la masse corporelle. Plus une femme présente un indice de masse corporelle élevé (obèse) plus les doses d'oméga 3 doivent être importantes. Par ailleurs le DHA est plus important que l'EPA dans la stratégie de traitement du cancer du sein. En prévention l'EPA et le DHA semblent avoir la même efficacité.

LE SELENIUM (Nutriment de la mitochondrie)

Le sélénium est un oligoélément indispensable. L'organisme en a besoin en très petite quantité. Il intervient comme un cofacteur antioxydant, notamment dans le métabolisme du glutathion peroxydase, sélénium dépendant. A dose élevé, il est toxique. Il intervient activement dans le métabolisme de la thyroïde, notamment au niveau de la *5' désiodase* hépatique sélénium dépendante. Il intervient dans la stimulation du système immunitaire.

Sans sélénium le métabolisme de l'hormone thyroïdienne ne se fait pas. Par son activité il est protecteur contre certains cancers, et les maladies cardiovasculaires. Il aurait une action dans le système nerveux central, contre la DMLA et la maladie d'Alzheimer. Le sélénium est transporté par le globule rouge à 70 -75 % arrimé au glutathion peroxydase, clé de voute de notre système de défense antioxydant. Il va ensuite se fixer dans les tissus, comme le muscle, et le foie. On le trouve entre-autre dans les viandes, le poisson, les œufs, les céréales, il est très abondant dans les noix du Brésil. C'est un véritable protecteur contre le vieillissement cellulaire. Les apports journaliers recommandés sont de 55 microgrammes/jour, de 60 microgrammes pour les femmes enceintes et de 70 microgrammes par jour pour les femmes qui allaitent. Chez l'enfant ces apports varient avec l'âge.

LE ZINC (Nutriment de la mitochondrie)

Le zinc est oligo-élément indispensable aux cellules qui se multiplient rapidement, comme par exemple les spermatozoïdes. Il est l'un des éléments cléfs pour la stimulation du système immunitaire. Le corps renferme 2 à 3 grammes de zinc dont 65 % dans les muscles et 20 % dans les os. Il est important dans la lutte contre l'inflammation. Il est nécessaire à la croissance et aux fonctions neurologiques. Le déficit en zinc provoque l'inflammation. On a une stimulation excessive de NF Kappa B, le mettre de l'inflammation dans l'organisme. En absence de zinc, les cellules des défenses immunitaires perdent leur agressivité vis à vis des bactéries, des virus et des champignons. Il participe à la synthèse de l'ARN et de l'ADN et des protéines, ainsi que des hormones dont la testostérone, l'insuline et à plus de 280 réactions chimiques dans l'organisme. Il agit comme cofacteur de certaines enzymes antioxydantes comme la SOD ou superoxyde dismutase. Ces enzymes luttent contre les radicaux libres produits par l'organisme au cours de réactions de stress, d'exercice physiques ou de lutte contre les infections : l'ensemble de ces réactions est appelé stress oxydant ou stress oxydatif. Un déficit en zinc peut révéler ou aggraver une acné. Le déficit en zinc entraîne une déméthylation du promoteur de l'IL6. C'est donc par un mécanisme de régulation épigénétique. Il joue un rôle dans l'apprentissage, la vision, la modulation de l'humeur, l'odorat, et le goût. Chez les adultes sa carence peut provoquer des chutes de cheveux, des atteintes cutanées (retard de cicatrisation, inflammation), des troubles de la fertilité et une sensibilité accrue aux infections. Les carences en cours de grossesse augmentent le risque de complications (naissances prématurées, petit poids de naissance, malformation du système nerveux).

Nous stockons très peu le zinc, il faut donc l'apporter tous les jours par l'alimentation. La carence en zinc peut entraîner des anomalies du développement des organes sexuels. Il se trouve dans les protéines animales, œuf, viande, poisson, fruits de mer. Les huîtres en contiennent une grande quantité. On en trouve aussi dans les noix, les céréales complètes, le germe de blé et de seigle, les légumes secs, et le thé. Son absorption est plus importante en présence de protéines animales. Cette absorption peut être limitée ou bloquée par de fortes doses de fer, de cuivre, de calcium et de composés phosphorés végetaux comme les phytates. Il joue un rôle important dans le métabolisme des lipides, glucides et protéines. La carence en zinc peut entrainer un retard mental. Certaines études montrent un lien entre la carence en zinc et la Maladie d'Alziemer. Le Zinc est indispensable à la réplication et la traduction du programme des cellules contenu dans les gènes. Le zinc est important pour le système immunitaire, la peau et les muqueuses. Certaines personnes carencées peuvent présenter des troubles du goût, les troubles cutanés, acné, sècheresse de la peau, une susceptibilité à l'eczéma, et au prurit. L'organisme a besoin de 8 mg par jour quelque-soit l'âge. Les doses optimales sont de 10 mg chez l'enfant, 14 mg chez l'adulte, 12 mg chez la femme adulte et enfin 20 mg/jour chez la femme enceinte. Il est dans les tissus du corps, les muscles, les os, les membranes cellulaires, et l'œil. Le zinc est indispensable à la cicatrisation de la peau, au maintien de la trame osseuse, la fertilité, au système de défense anti-infectieux, à l'immunité, et la différenciation des lymphocytes. Le zinc intervient dans la coagulation sanguine, dans la fonction de l'hormone thyroïdienne. Le zinc est parfois mal absorbé et mal toléré sur le plan digestif, le choix de la forme est indispensable. Le citrate de zinc est une forme mieux tolérée et mieux absorbée. Un taux de zinc inférieur à 10,7 micromoles par litre signe le déficit. Il faut un minimum de 3 mois pour corriger le déficit en zinc. Dans certaines études, notamment chez le sujet âgé, il a fallu 1 an pour corriger ce déficit. On peut doser le zinc dans le plasma ou dans les érythrocytes (globule rouges). Le zinc n'a pas de toxicité connue, même en cas de prise alimentaire importante. Plus de 70 % de la population française ne reçoit pas les apports recommandés en zinc.

LE CUIVRE (nutriment de la mitochondrie)

C'est un oligoélément qui est toxique et pro-oxydant en grande quantité ou en présence de fer. Le contact entre les deux métaux (fer et cuivre), produit une réaction chimique toxique, appelée « réaction de Fenton ». C'est un puissant antioxydant, et agent anti-infectieux. Il combat les virus et les bactéries, et stimule les défenses immunitaires. Le corps renferme entre 75 et 100 mg de cuivre, sous différentes formes. C'est l'un des puissants agents anti-infectieux naturels. Il accompagne un complexe antioxydant le SOD (super oxyde dismuthase), qui dans la cellule va prendre en charge l'eau et l'oxygène pour former le peroxyde d'hydrogène (eau oxygéné) qui va détruire les bactéries, les virus et certains champignons. Ce peroxyde d'hydrogène sera converti en deux molécules d'eau grâce au glutathion peroxydase, deuxième complexe antioxydant, sélénium dépendant. L'excès de cuivre peut provoquer certains cancers, par la production de radicaux libres. Le cuivre est puissamment pro-oxydant, que le fer. Il peut transformer la capacité antioxydante de la vitamine C et de la vitamine E, en produits pro-oxydants et casser l'ADN des cellules, provoquant des maladies cardiovasculaires et des cancers (BOUCLE D. et al., « vitamine E applications cliniques en pédiatrie », in LEGER C., Vitamine E, tocophérols et composés apparents, polytechnica, 1992 ;123-129). Le cuivre intervient dans la synthèse de l'hémoglobine. Le cuivre joue un rôle important dans le métabolisme du glucose. Il intervient aussi dans la minéralisation de l'os et protège contre l'ostéoporose. Il régule les neurotransmetteurs en agissant comme cofacteur au cours des réactions de synthèse de la noradrénaline. Il joue un rôle dans l'immunité et le métabolisme du fer. C'est un décongestionnant hépatique, notamment en cas de stéatose hépatique. Le cuivre joue un rôle dans l'assimilation du phosphore et intervient dans la synthèse des phospholipides, qui constituent les membranes cérébrales. Le cuivre circule dans l'organisme lié à l'albumine. Dans le foie, il est lié à le ceruloplasmine. Une fois lié à la ceruloplasmine, il sera transporté vers les organes cibles. Il régule également la synthèse des hormones thyroïdiennes, hypophysaires et corticosurrénaliennes. Il intervient dans la synthèse de l'élastine et du collagène, deux protéines qui maintiennent la fermeté de la peau. Il ralenti le processus du vieillissement, et protège contre l'ostéoporose. Il améliore le métabolisme des acides gras. Il active la vitamine C. Les apports nutritionnels conseillés varient entre 1,5 et 2 mg par jour. Les apports doivent être de 2 mg pour les femmes enceintes et allaitantes. On en trouve en quantité suffisante dans : fruits de mer, huîtres, moules, abats, crustacés, légumineuses, céréales complètes, dans le foie d'animaux, les noix, les amandes, les graines, et les algues marines. La carence en cuivre provoque, un retard de croissance, les lésions cardiaques, les troubles nerveux, le grisonnement et la chute des cheveux. Le cuivre est principalement stocké dans le foie et le cerveau.

L'ACIDE ALPHA LIPOÏQUE (Nutriment de la mitochondrie)

L'acide alpha lipoïque est un antioxydant universel, qui recycle les autres antioxydants, comme la vitamine C, la vitamine E et le glutathion. Ce nutriment peut être donné sans aucune recherche de sa toxicité ou de son surdosage dans le sang. Il est fabriqué à partir d'un acide aminé soufré, la cystéine. **C'est le plus puissant antioxydant de nos jours**. L'organisme en synthétise en petite quantité. Il intervient dans la chaîne de respiration cellulaire de la mitochondrie. C'est un puissant détoxifiant des métaux lourds. On en trouve dans : les viandes, le foie, le bœuf, dans certains végétaux comme la tomate, les épinards, les crucifères, la laitue, les pommes de terre, le riz, le petit pois, les épinards, et le chou de Bruxelles. C'est un véritable médicament, qui peut être efficace pour prévenir et traiter la neuropathie diabétique. La dose serait de 100 à 200 mg trois fois par jour dans cette pathologie. Ce produit agit dans la régulation du métabolisme du glucose et protège contre le diabète, l'athérosclérose, les maladies cardiovasculaires. L'acide alpha lipoïque combat l'inflammation et l'hypertension artérielle. C'est un nutriment peu toxique, qui peut combattre le syndrome de bouche brûlante, picotements, troubles du goût, sensation de brûlure dans la bouche, à dose environ de 600 mg par jour. L'acide alpha lipoïque est vendu comme complément alimentaire. Il a la capacité de neutraliser différents radicaux libres. Il pénètre dans le cerveau et protège le système nerveux contre le vieillissement. Il réduit les lésions à l'ADN de façon directe et indirecte. C'est le meilleur antioxydant de la mitochondrie. Il neutralise les radicaux libres en milieu hydrosoluble et liposoluble. L'acide alphalipoïque est un chélateur naturel de métaux lourds. Il peut être utilisé pour protéger contre les sels d'aluminium contenus dans les vaccins, et pour protéger le cerveau.

LA L-CARNITINE (nutriment de la mitochondrie)

Molécule de L-Carnitine

Les autres noms sont Lévocarnitine, Acetyl-L- Carnitine. La L-Carnitine est synthétisée dans l'organisme à partir de deux acides aminés la lysine et la méthionine, que l'on rencontre dans les aliments. La L-Carnitine joue un rôle dans le transport des acides gras de l'intérieur de la cellule, (cytosol) à l'intérieure de la mitochondrie. Ces acides gras à longues chaînes vont servir à la production d'énergie pour la cellule, sous forme d'ATP (adénosyl-triphosphate). La L-Carnitine est hydrosoluble (soluble dans l'eau), alors que l'acetyl-L-Carnitine est liposoluble (soluble dans les graisses). La D-Carnitine est biologiquement inactive. La viande rouge est la source principale. Ne pas la confondre avec la L-Carnosine, qui est une protéine qui résulte de la digestion des viandes. La dose admise est d'environ 1 à 2 g par jour répartis en 3 prises. L'apport alimentaire quotidien est de 20 à 200 mg par jour. Mais la forme alimentaire est absorbée à 80% par rapports aux préparations des laboratoires. Avec l'âge la concentration cellulaire de carnitine diminue, ce qui affecte le métabolisme des acides gras au sein des différents tissus. Par exemple, on a besoin de carnitine pour maintenir le métabolisme des ostéoblastes (cellules qui construisent l'os et renouvellent la masse osseuse). L'administration de L-carnitine peut faire augmenter le métabolisme osseux. La carnitine a une action antioxydante. Elle lutte contre la lipoperoxydation (rancissement) des phospholipides membranaires. Elle lutte contre le stress oxydatif des cellules de l'endocarde (paroi interne du cœur) et des cellules endothéliales (parois des vaisseaux). La carnitine aurait un effet positif sur le diabète de type 2. Dans certains essais cliniques, la carnitine a été utilisée pour améliorer la qualité du sperme dans certaines stérilités masculines. La carnitine contribue à la mise en réserve de l'énergie du spermatozoïde lors de son transit dans l'épididyme. Les autres aliments qui contiennent la L-carnitine sont des graines de citrouille, le tournesol, le sésame, l'artichaut, le brocoli, l'asperge, le chou de Bruxelles, l'ail, le persil, la betterave, le chou frisé, le gombo, l'abricot, la banane, toutes les céréales, mais **l'aliment qui en contient le plus est la viande rouge**.

LE COENZYME-Q10 (nutriment de la mitochondrie)

Le Coenzyme Q10

Le Coenzyme Q10 est aussi appelé Ubiquinone. C'est un puissant antioxydant qui intervient dans la chaine de respiration cellulaire de la mitochondrie. Il se situe dans la mitochondrie, entre le premier et le deuxième moulin à protons. Il piège les électrons de haute énergie capables de détruire l'ADN. Cette substance est plutôt liposoluble (soluble dans l'huile). Nous synthétisons le coenzyme Q10, et nous l'absorbons aussi dans l'alimentation. Mais sa synthèse diminue avec l'âge. Certains médicaments comme les Statines (médicaments prescrits contre le cholestérol) bloquent sérieusement la synthèse du coenzyme Q10, ce qui est problématique chez la personne âgée qui prend en plus les statines pour son cholestérol. Certains médicaments contre l'ostéoporose (biphosphonates), peuvent avoir un impact négatif sur le Coenzyme Q10. Cette molécule est présente dans toutes les cellules humaines. Elle intervient dans la transformation de l'énergie fournie par l'alimentation en énergie utilisable par la cellule. Ce n'est qu'à la suite de cette transformation dans la mitochondrie, que l'énergie fournie par la nourriture peut être utilisée par le corps humain. 95% des besoins corporels en énergie, sont fournis par l'aide du coenzyme-Q10. Il assure la production d'énergie sous forme d'ATP. Vous pouvez le voir dans deux publications internationales. *(Ernster L, Dallner G: Biochemical, physiological and medical aspects of ubiquinone function. Biochim Biophys Acta 1271: 195-204, 1995)* et dans la publication de: *Dutton PL, Ohnishi T, Darrouzet E, Leonard, MA, Sharp RE, Cibney BR, Daldal F and Moser CC. 4 Coenzyme Q oxidation reduction reactions in mitochondrial electron transport (p. 65-82) in*

Coenzyme Q: Molecular mechanisms in health and disease edited by Kagan VE and Quinn PJ, CRC Press (2000), Boca Raton.

Le Cœur, le poumon et le foie possède un taux de coenzyme Q10 très élevé, parce que ce sont les organes qui ont le plus besoin d'énergie. Cette molécule est très importante pour l'organisme. Elle diffuse dans les membranes cellulaires parce qu'elle est liposoluble.

Le coenzyme Q10 est surtout présent dans la viande et le poisson. Il est préconisé dans le traitement de l'insuffisance cardiaque, et il améliorerait les performances sportives et la résistance musculaire. Il n'existe pas de recommandations officielles sur la dose journalière de coenzyme Q10, mais les recherches s'accordent sur une dose de 30 à 200 mg par jour chez un adulte, à prendre lors d'un repas gras du fait qu'elle soit liposoluble. L'apport journalier naturel dans une alimentation occidentale est estimé à 10 mg. Les diabétiques, les personnes souffrant d'insuffisance cardiaque congestive ont un taux de coenzyme Q10 très faible. Les personnes traitées par Statines (médicaments contre le cholestérol) doivent impérativement être supplémentées en coenzyme Q10, d'autant plus que cet antioxydant est protecteur du muscle cardiaque.

LE GLUTATHION REDUIT et OXYDE (Nutriment de la mitochondrie)

Le Glutathion est un antioxydant puissant. Il existe sous forme oxydée et réduite, la forme réduite a un pouvoir antioxydant. C'est une molécule composée d'acide glutamique, de cystéine et de glycine. Il intervient dans le système de détoxication et piège les radicaux libres. Toutes les cellules contiennent du glutathion en concentration importante. Le glutathion oxydé GSSG ou réduit GSH forme un couple d'oxydoréduction important. Il permet un échange d'électron à l'intérieur de la cellule. Le glutathion est vital pour détoxication des métaux lourds comme le plomb, le cadmium, le mercure ainsi que d'autres polluants. Par son groupement thiol, le glutathion forme une liaison solide avec les métaux lourds en les éliminant de l'organisme. Il faut veiller au bon équilibre des autres micronutriments. Les vitamines B2, B3, B6, et vitamine C, permettent de maintenir le glutathion à l'état réduit. C'est la forme active du glutathion. Il réduit la vitamine C oxydée, qui à son tour va réduire le glutathion oxydé. MEISTER A., « Biosynthèsis and functions of glutathione, an essential biofactor », in KOBAYASHI T., Vitamins and biofactors in life science, Center for academic Publications, Tokyo, 1992; 1-6. Le glutathion peroxydase, sélénium dépendant est très important pour réduire un grand nombre de toxiques, et répare les acides gras oxydés, en particulier les lipides des membranes cellulaires oxydées. Il permet aussi la détoxication des oxydants comme le peroxyde, l'eau oxygénée, le *peroxynitrite*. Le *peroxynitrite* est impliqué dans l'apoptose des cellules (mort programmée des cellules) et dans le système immunitaire. Le glutathion est important pour lutter contre le vieillissement. Les bas niveaux de glutathion sont retrouvés dans la cataracte, c'est un important antioxydant du cristallin. HOCKWIN O, et al., « Role of glutathione in the aging process of the lens », in VINA J., Glutathione metabolism and physiological functions, CRC Press, Boca Raton, Fl., 1990 ;207-2015» Ce nutriment peu protéger contre la maladie de Parkinson et l'athérosclérose (maladie inflammatoire des vaisseaux sanguins). Il assure une protection contre les cancers en renforçant le système immunitaire et en éliminant plusieurs polluants de l'organisme. Le glutathion protège les vaisseaux sanguins de l'oxydation par son action sur les radicaux libres. Il protège contre les complications du diabète, il joue un rôle dans l'inflammation intestinale et dans les maladies inflammatoires intestinales, comme la Maladie de Crohn, la rectocolite intestinale, et les gastrites. Il protège aussi le foie. Son administration peut combattre les hépatites. Il joue un rôle efficace pour la régénération des cellules hépatiques et pour combattre la cirrhose. Le glutathion protège les cellules rénales. Il est indispensable au développement du fœtus, et du placenta. Il neutralise plusieurs polluants pouvant atteindre l'embryon. Certaines complications de la grossesse ont été associées à des taux faibles de glutathion. Les personnes trisomiques produisent beaucoup moins de glutathion. Le glutathion augmente la force et l'endurance chez l'athlète. La vitamine C prise régulièrement augmente le taux de glutathion. La dose maximale journalière dans la littérature est de 1 g en deux prises, par une gélule gastro-résistante. Dans le commerce il existe des gélules de 400 mg et 500 mg. Pour augmenter son absorption il faut prendre le glutathion avec la vitamine C naturelle qui neutralise la charge du glutathion et favorise son absorption intestinale. Prendre le glutathion seul à l'aveugle n'est pas forcement conseillé. Il y a des personnes qui produisent beaucoup de glutathion de façon naturelle, et l'excès de glutathion peut être nocif, car pro-oxydant. Respectez donc les doses prescrites. Il serait judicieux de faire un dosage de glutathion avec de se supplémenter au long cours, du fait du polymorphisme génétique du glutathion.

L'ACETYLCYSTEINE (nutriment de la mitochondrie)

L'Acétylcystéine

L'acétylcystéine ou N-acétylcystéine est un acide aminé essentiel, qui stimule la production du glutathion. C'est un antioxydant qui piège les radicaux libres. Il protège le foie notamment lors des intoxications au paracétamol. Il est utilisé contre la toux grasse. Il coupe les ponts disulfures entre le mucus et fluidifie les sécrétions, qui sont ensuite éliminées par la toux. C'est un dérivé synthétique de la cystéine. Il est transformé en cystéine une fois dans l'organisme. La cystéine est un acide aminé très abondant dans la peau et les phanères, c'est un constituant du mucus. La cystéine a plusieurs fonctions : synthèse des acides gras, formation de la peau, des ongles et des cheveux, production d'hormone. C'est un acide aminé non essentiel, l'organisme peut en fabriquer à partir de la méthionine sauf chez le nouveau-né. La cystéine est un site actif d'un grand nombre de récepteurs cellulaires. Elle est précurseur de la taurine, qui constitue la bile. Elle stabilise les membranes cellulaires. Certains neurones (cellules cérébrales) l'utilisent comme neuromédiateur. La cystéine est un composé de nombreuses protéines, comme l'insuline. Elle est aussi utilisée comme site actif, des enzymes, des transporteurs et des récepteurs membranaires. Elle est présente dans l'ail, l'oignon, le brocoli, le chou de Bruxelles, le germe de blé, la levure de bière, l'œuf, le poisson, et les graines. La dose journalière est entre 600 et 1200 mg par jour en dose fractionnée. Ses besoins augmentent en cas d'exposition solaire, d'infection, de stress, et d'attaques de radicaux libres. Le N-acétylcystéine peut renforcer le système immunitaire. Dans certaines études l'acétylcystéine s'est révélée efficace pour augmenter le taux d'ovulation et de grossesses chez les femmes souffrant du syndrome des ovaires polykystiques. La cystéine est l'acide aminé le plus fréquemment en déficit, notamment chez les patients séropositifs. Il faut donc supplémenter ces patients en cystéine et en antioxydants. Le zinc est nécessaire à l'incorporation de la cystéine dans les protéines. HSU J. M et al., "impairment of cystine -35S incorporation into skin protein by zinc-deficient rats", J Nutr 1971;101:445-452.

EN SOMME POUR LE CHAPITRE III

La mitochondrie, cette bactérie primitive enfermée dans nos cellules depuis quelques milliards d'années est le principal moteur de lutte contre les cancers du sein. Elle a besoin de nutriments pour remplir toutes ses fonctions. Les mitochondries servent à produire de l'énergie dans nos cellules. Cette énergie est sous forme d'ATP (adénosine triphosphate). Plus nos cellules travaillent, plus elles ont un nombre élevé de mitochondries, comme les cellules cardiaques et les cellules musculaires. On en trouve en grand nombre dans le flagelle du spermatozoïde, qui doit parcourir une très grande distance pour arriver à féconder l'ovule.

Tout le métabolisme du calcium est sous le contrôle de la mitochondrie.

La mitochondrie intervient dans la détoxication : elle permet à l'organisme d'éliminer les produits toxiques. On sait qu'un organisme intoxiqué, est un organisme dont le système immunitaire fonctionne mal, ce qui peut être le lit de cancers et de maladies métaboliques.

La mitochondrie contrôle l'apoptose. L'apoptose est une mort cellulaire programmée. La mitochondrie pousse les cellules cancéreuses au suicide. Pour de bonnes défenses immunitaires, il faut optimiser le fonctionnement de la mitochondrie.

Enfin la mitochondrie intervient dans la synthèse des hormones stéroïdes, c'est-à-dire des hormones fabriquées à partir du cholestérol. Parmi ces hormones, on trouve, la testostérone, l'estrogène, la progestérone, la DHEA, le cortisol, l'aldostérone, et biens d'autres. Pour avoir une synthèse optimale de ces hormones, il faut stimuler la mitochondrie. Certains hommes peuvent avoir un déficit de testostérone, en rapport avec un mauvais fonctionnement de la mitochondrie.

Les nutriments de la mitochondrie sont les suivant :

- *La Vitamine A*
- *Vitamines B1, B2, B3, B5*
- *Vitamine E*
- *Vitamine C*
- *Acides Gras Oméga 3 et Oméga 6*
- *Sélénium*
- *Zinc*
- *Cuivre*
- *Acide alpha lipoïque*
- *L-Carnitine*
- *Coenzyme Q10*
- *Glutathion Réduit*
- *Acétyl-Cystéine.*

Ces nutriments doivent être apportés en quantité physiologique pour optimiser le métabolisme de la mitochondrie, cette bactérie primitive de nos cellules qui lutte contre les cancers.

Certains laboratoires de nutrition ont réuni la plupart de ces nutriments dans une même gélule pour faciliter le supplémentation. Par exemple, il existe un produit appelé « Mitochondrial resuscitate » des laboratoires BIONUTRICS. D'autres laboratoires aussi produisent ces nutriments, il faut se renseigner.

CHAPITRE IV

RÔLE DE L'INTESTIN DANS LA PREVENTION DU CANCER DU SEIN

Pour comprendre le rôle de l'intestin dans la prévention du cancer, il faut comprendre son fonctionnement normal et les étapes de la digestion.

LES ETAPES DE LA DIGESTION ET LEURS ENZYMES

Au niveau de la bouche

Il faut prendre le temps de bien mastiquer pour réduire les aliments en pâte fine qui descendra dans l'estomac. Pendant la mastication intervient une première enzyme, l'amylase salivaire.

La digestion, c'est la transformation des aliments en nutriments assimilables par l'organisme. Le bilan de la digestion dans la bouche se traduit, d'un côté par la digestion mécanique action des dents, de l'autre la digestion chimique, action de l'amylase salivaire. Dans le tube digestif, les aliments subissent une série de dégradations mécaniques et chimiques qui découpent les éléments nutritifs. Les nutriments résultant de la digestion sont suffisamment petits, pour être absorbés par les cellules de la barrière intestinale.

Les enzymes digestives, interviennent tout le long du tube digestif de la bouche à l'intestin. Ces enzymes dégradent la nourriture de telle sorte que les nutriments, puissent rejoindre la circulation sanguine, après avoir passé la barrière intestinale.

Il existe plusieurs types d'enzymes digestives :

- L'amylase, qui décompose les hydrates de carbone ;
- Les protéases, qui décomposent les protéines ;
- La lipase, qui décompose les matières grasses ;
- La cellulase, qui décompose les fibres végétales. Les enzymes alimentaires, naturellement présentes dans tous les aliments crus, apportant à l'organisme une source extérieure d'enzymes digestives lors du repas.

En cas de déficit en enzymes, on peut prendre des compléments alimentaires, exclusivement ou partiellement composés d'enzymes. Ces enzymes sont obtenues à partir de végétaux (ananas, papaye), d'animaux (porc, boeuf) ou de fermentations microbiennes (Champignons, levures, bactéries).

Au niveau de l'estomac

L'acide chlorhydrique tue la plupart des bactéries et dénature les protéines. Il est secrété par les cellules pariétales. Il permet de transformer le pepsinogène en pepsine. Cette pepsine réduit les protéines en acides aminés, qui seront absorbés par l'intestin et passeront dans le sang. La muqueuse de l'estomac est composée de différents types de cellules sécrétrices :

- Les cellules principales sécrètent le pepsinogène, précurseur de la pepsine.
- Les cellules pariétales sécrètent de l'acide chlorhydrique, qui va convertir le pepsinogène en pepsine et agit comme un agent anti-microbien.
- Le facteur intrinsèque qui est indispensable à l'absorption de vitamine B12 au niveau intestinal.
- Les cellules à mucus qui sécrètent le mucus, protègent l'estomac contre les attaques de l'acide chlorhydrique et la pepsine.
- Enfin on y trouve aussi les cellules G qui sécrètent la gastrine, une hormone.

La lipase gastrique est une enzyme qui transforme les graissent. Mais elle est moins active que la lipase pancréatique.

Le mucus et le bicarbonate offrent une protection chimique et physique de la muqueuse gastrique.

Au niveau de l'estomac, intervient la digestion mécanique et chimique. La digestion mécanique est le brassage des aliments par les contractions de l'estomac avec sécrétion de l'acide chlorhydrique. La digestion chimique est l'intervention de plusieurs sucs digestifs (enzymes) :

- La pepsine qui brise les liaisons des protéines
- La lipase qui sert à la digestion des graisses
- Et l'acide chlorhydrique qui tue les microbes dans l'estomac, dénature les protéines et stimule la production d'hormones qui vont entraîner la production de bile et de suc du pancréas.

Notre estomac produit environ 2 litres de suc par jour. Ce suc permet de digérer les matières protéinées et azotées. Les aliments venant de l'estomac constituent le Chyme gastrique hautement acide.

L'hypochlorhydrie, qui se manifeste par la baisse de sécrétion d'acide chlorhydrique, est à l'origine d'une mauvaise digestion, avec parfois ballonnement immédiat après le repas, et impression d'être trop chargé. Cette hypochlorhydrie peut entraîner un risque d'infection du tube digestif et de dysbiose intestinale (disfonctionnement microbien intestinal), avec parfois putréfaction des aliments dans le ventre entraînant des gaz malodorants. On observe aussi une diminution de l'absorption de fer avec anémie, et un déficit en vitamine B12 par manque de facteur intrinsèque qui fonctionne sous l'acidité de l'acide chlorhydrique.

Certains médicaments peuvent causer cette hypochlorhydrie, en particulier les inhibiteurs de pompe à proton (IPP), que les médecins prescrivent parfois à tort, à tous ceux qui se plaignent de brûlures ou de mal-digestion. Evidemment cela va contribuer à long terme à aggraver les troubles digestifs bas, avec dysbiose de putréfaction comme le montre cette étude sur l'Oméprazole. *Omeprazole induces altered bile acid metabolism. Shindo K, Machida M, Fukumura M, Koide K, Yamazaki R. Gut. 1998 Feb; 42 (2): 266-71.*

Dans l'intestin

Le foie produit la bile, qui favorise l'absorption des graisses. Une mauvaise sécrétion biliaire peut avoir des conséquences graves dans le processus de digestion et compromettre l'absorption des vitamines A, D, E, et K. Le pancréas libère les enzymes pancréatiques, l'amylase pancréatique, la lipase pancréatique, et autres protéases et peptidases. Ces enzymes fonctionnent en milieu basique, grâce à l'intervention du bicarbonate de sodium. Ce bicarbonate a pour but de neutraliser l'acidité du chyme très acide, venu de l'estomac. Ces enzymes pancréatiques terminent la digestion des sucres, des graisses et des protéines. Les sécrétions de l'estomac constituent le chyle digestif.

L'ensemble des secrétions digestives représentent 10 litres d'eau par jour.

Les minéraux et sels minéraux sont réabsorbés par le côlon.

COMMENT PALLIER A CE MANQUE DE SECRETIONS NATURELLES ?

Pour les sujets ayant les problèmes de dentition :

- Il faut manger lentement et bien mastiquer.
- Manger plutôt cuit (à la vapeur)
- Manger sous forme moulue (soupe, purée, viande hachée)
- Pour la suppléance, il faut prendre les enzymes digestives d'origine mycélienne (extraites de champignon) et des sels biliaires en fin de repas.
- Pour la stimulation des sécrétions, il faut prendre des substances cholagogues comme l'artichaut, le curcuma, le chardon marie.
- Pour la protection de la paroi gastrique, un extrait d'orge ou le *Greenmagma.*

QUELS SONT LES PRINCIPAUX SIGNES DE DEFICITS ENZYMATIQUES (DIDIER LE BAIL)

Déficit en protéases (enzymes qui nous permettent de digérer les protéines en les dégradant) : on constate une alcalose sanguine (le sang perd un peu de son acidité) et des troubles liées à cette perte d'acidité excessive : insomnie, anxiété, ostéophytes, ostéoporose, ostéo-arthrite.

Déficit en Cellulases (enzymes qui dégradent la cellulose des plantes que nous mangeons) : douleurs abdominales, gaz, ballonnements, malabsorption, candidose digestive, constipation.

Déficit en lipases (enzymes qui nous permettent de digérer les lipides en les dénaturants) : stéatose hépatique (surcharge du foie en graisse), hyperlipidémie avec augmentation des triglycérides et du cholestérol sanguin, arthrite, psoriasis, inflammation chronique, selles grasses et collantes.

Déficit en amylases, enzymes qui nous permettent de digérer l'amidon : flatulences, diarrhée, allergies, intolérances alimentaires, syndrome du côlon irritable, maladie cœliaque, candidose digestive, syndrome prémenstruel (douleurs pendant les règles), urticaire, prurit, éruptions cutanées, douleurs au cou et aux épaules, fatigue, dépression, hypoglycémie...

Déficit en lactases : enzymes qui digèrent le lactose du lait : troubles intestinaux avec ballonnements, gaz, crampes abdominales, diarrhée, symptômes allergiques, asthme.

Déficit en invertase : problèmes psycho-émotionnels par insuffisance d'apport de glucose au cerveau : Comportements maniaques et schizophrènes, attaques de panique, dépression, humeur très fluctuante.

En pratique :

Nous devons tout faire pour avoir une sécrétion suffisante d'enzymes digestives. La carence en enzyme peut entraîner une **inflammation chronique de l'intestin**. On peut observer une putréfaction des aliments dans le tube digestif, responsable des mauvaises odeurs de l'haleine et des gaz malodorants. Cette insuffisance d'enzyme peut conduire à une baisse du système immunitaire, et livrer l'organisme aux infections, aux maladies chroniques, voire aux cancers. L'alimentation moderne, faite de produits raffinés, parfois prêts à être absorbés, ne permet pas de développer un potentiel enzymatique efficace. Les troubles digestifs comme les ballonnements, la constipation, les flatulences, peuvent être liés à ce manque d'enzymes digestives. L'impression d'être plein avant d'avoir terminé son repas. Dans le marché des compléments alimentaires on trouve des préparations à base d'enzymes de plantes ou d'animaux qui peuvent palier à ce manque. Le vieillissement, peu assécher les sécrétions des enzymes digestives et certaines maladies chroniques. Le stress et certains polluants comme les colorants alimentaires, les conservateurs, le tabac, peuvent perturber ces secrétions. Cette inflammation, liée à une mauvaise digestion, notamment pour les gens qui mangent vite et ne mastiquent pas, peut être le lit qui **initie ou potentialise les cancers**.

LE RÔLE MAJEUR DU CÔLON DANS LA PROTECTION CONTRE LES CANCERS ?

Le côlon mesure 1.5 m et 8 cm de diamètre. On distingue 4 parties. Côlon droit, côlon transverse, côlon gauche et le sigmoïde. Il sert à absorber l'eau et les électrolytes, sodium, calcium, magnésium, potassium, et beaucoup d'autres minéraux. Dans le côlon on trouve les bactéries qui constituent le **microbiote** ou **flore intestinale**. Cette flore est constituée de 1000 espèces de bactéries différentes, 100.000 milliards de micro-organismes, c'est-à-dire dix fois plus que l'ensemble des cellules de notre corps. Ce qui représente à peu près plus d'un kilo de bactéries dans le tube digestif. Le microbiote est très important pour le développement du système immunitaire du nouveau-né. On constate aujourd'hui une explosion des maladies auto-immunes, du diabète, des maladies inflammatoires chroniques intestinales, des maladies cardiovasculaires, des allergies alimentaires, de l'asthme, et des maladies allergiques, tout cela à cause d'une mauvaise flore intestinale dès les premières années de vie.

Le fœtus a un intestin stérile. La colonisation commence après la rupture des membranes fœtales puis le nouveau-né se trouve brutalement plongé dans un univers bactérien, riche et varié. Il va se coloniser rapidement avec une flore simple à partir des flores maternelles, vaginales, intestinales et cutanées et les flores de l'environnement. Puis vient la contamination par l'environnement proche du bébé, le contact avec les autres personnes bisous, toucher, objets...

Sa flore va ensuite se diversifier au contact de plusieurs espèces bactériennes. Toutes les espèces bactériennes ne colonisent pas le tube digestif. La colonisation de l'intestin se fait d'abord par les germes *aéro-anaérobies* (vivant dans un milieu riche et pauvre en oxygène), puis quelques heures après viennent des bactéries *anaérobies strictes* (vivant que dans un milieu très pauvre en oxygène). Ces bactéries s'appellent, *Bactéroïdes, Clostridries*, et en grande partie les Lactobacillus et *Bifidobacterium*.

La perturbation de la flore intestinale s'appelle ***DYSBIOSE*** ou ***DYSMICROBIOSE***, intestinale.

Chez **les enfants nés par césarienne**, il n'y a pas le contact précoce aux germes maternels, ce qui retarde l'implantation de la flore anaérobie, en particulier les *Bifidobacterium* et les *Bactéroïdes*, ce retard peut persister pendant 1 à 6 mois. Il y a aussi un retard de colonisation par un nombre plus réduit d'espèces bactériennes, du fait du non passage par la filière maternelle qui exclut le contact de l'enfant avec les muqueuses vaginales et digestives de sa mère. D'autre part l'utilisation de la désinfection large et des antibiotiques, vont appauvrir l'environnement microbien. Cette antibiothérapie, pourrait être responsable d'une mauvaise orientation du système immunitaire et créer des allergies. Si la flore aérobie colonise assez rapidement le prématuré, l'implantation de la flore anaérobie, *Bifidobactérium, Bactéroïdes,* est très retardée et **d'autant plus que l'âge gestationnel est bas**. Les *bifidobactéries* apparaissent à un âge moyen de 10 jours et ne deviennent dominantes que vers 2 à 3 semaines de vie. (Sakata H, Yoshioka H, Fujita K. Development of the intestinal flora in very low birth weight infants compared to normal full-term newborns. *Eur J Pediatr* 1985 ; 144 : 186-90.)

Les enfants alimentés au biberon possèdent souvent une dysbiose de putréfaction par des germes comme *E.Coli* et *Clostridium*, et les enfants alimentés au sein possèdent une flore équilibrée, souvent des *Bifidobacterium* et des *Lactobacillus,* du moins dans une population caucasienne européenne. Ces enfants alimentés au biberon peuvent être exposés aux allergies alimentaires et à l'eczéma.

L'accouchement par césarienne et la mauvaise qualité du lait maternel, qui dépendent de la santé de la mère et de son comportement nutritionnel, influencent gravement le microbiote du nouveau-né et son développement jusqu'à l'âge adulte. Les traitements antibiotiques et les médicaments peuvent détruire cette flore intestinale et déséquilibrer le système immunitaire, qui fera le lit du cancer. Le système immunitaire ne pouvant plus se débarrasser des cellules cancéreuses, alors que dans les conditions normales, nous détruisons plusieurs millions de cellules cancéreuses par jour. Les cellules du côlon sont au contact des cellules du système immunitaire intestinal et du système nerveux intestinal. Ne l'oublions pas 80 % des cellules de notre système immunitaire, sont dans l'intestin. Lorsque nous mangeons mal, nous détruisons notre immunité intestinale et nous initions les maladies chroniques et les cancers. Nous devons augmenter la consommation de fibres alimentaires, car la fermentation de ces fibres produit le propionate, et le butyrate. Le butyrate est un acide aminé volatile, important pour nourrir nos cellules du côlon et pour la protection de notre ADN. L'acide butyrique est un acide gras à chaine courte, qui protège le côlon contre le cancer et joue un rôle dans la régulation épigénétique (régulation de l'expression de nos gênes). Le butyrate stimule les histones déacétylases, qui sont des enzymes qui protègent notre code génétique. **La protection de ce code génétique empêche le processus du cancer**. C'est donc par une meilleure alimentation et par une bonne flore intestinale que nous pouvons nous protéger contre les cancers. Le butyrate contrôle la polarité de nos cellules du côlon, ainsi que la barrière intestinale. Il protège contre le cancer en protégeant le code génétique.

Les cellules intestinales ont un des pôles tournés vers la lumière intestinale et un autre pôle vers le sang. Cette polarité permet le transport des nutriments de la lumière de l'intestin vers le sang. Ces cellules doivent être parfaitement serrées les unes contre les autres, pour ne rien laisser passer. Les espaces laissés vides entre les cellules non jointives, seront empruntés par les virus, les bactéries, les champignons, et les mauvaises molécules comme les pesticides, ou même simplement les aliments non digérés, pour passer dans le sang. Le passage de ces intrus dans le sang est à l'origine des maladies infectieuses, allergies, des intolérances alimentaires, et des maladies auto-immunes. Le système immunitaire est donc affaibli. L'agencement des cellules intestinales tenues par des jonctions serrées constitue la barrière intestinale. La rupture de cette barrière peut initier le cancer du côlon et même du sein. Les cellules perdent leur polarité et leur forme et ne savent plus distinguer le pôle apical (qui est au contact de lumière intestinale) du pôle basal (partie des cellules tournées vers le sang). Une mauvaise alimentation peut perturber la barrière intestinale, en particulier l'apport très fréquent d'aliments sucrés et d'aliments raffinés par l'industrie alimentaire. Lorsqu'on cultive des cellules intestinales dans une boîte de pétrie, on observe des phénomènes étonnants. Nourries avec du sucre, elles adoptent une forme sphérique, n'entrent pas en contact les unes avec les autres et se comportent comme des cellules cancéreuses. Lorsqu'on les nourrie ensuite avec l'acide butyrique (butyrate), elles forment une architecture similaire à celle d'une muqueuse en bon fonctionnement. Les cellules cancéreuses redeviennent normales. Elles perdent aussi leur appétit pour le sucre. Ceci est la preuve incontournable du rôle du butyrate contre le cancer, comme le décrit l'équipe du Pr Ulrike Kämmerer. Une alimentation cétogène, (régime qui augmente la production des corps cétoniques par le foie) produit l'acide *bêta-hydroxybutyrique* qui a des effets similaires à *l'acide butyrique*. Le jeûne intermittent (deux jours par semaine à 600 Kcal/j), peut aussi augmenter la production de l'acide *bêta-hydroxybutyrique*, mais en quantité moindre que dans le régime cétogène. Je vous invite à lire ce livre « Le régime cétogène contre le cancer » Pr Ulriche Kämmerer. Le jeûne, par la voie de la production de l'acide *bêta-hydroxybutyrique* stimule la voie des *sirtuines*. Les *sirtuines* sont des *histones déacétylases*, qui sont des enzymes qui protègent notre code génétique. Cette voie des *sirtuines* est aussi activée par la faible consommation de vin rouge. Soit un verre par jour pour la femme et deux verres par jour pour l'homme. Au-delà l'alcool peut devenir toxique et peut même augmenter les cancers. Une consommation modérée de vin rouge, peut donc protéger contre le cancer de sein.

Consommer trop de sucre, provoque une élévation excessive d'insuline dans le sang. **L'insuline elle-même favorise la**

croissance des cellules cancéreuses. Avec le sucre que nous consommons, les cellules cancéreuses créent une fermentation en milieu acide, ce qui favorise l'apparition des métastases et empêche nos cellules immunitaires de combattre le cancer.

Comment le microbiote (ou flore intestinale) peut éviter ou promouvoir le Cancer du sein ?

Les études très récentes montrent le lien étroit entre les bactéries de l'intestin et le cancer du sein. En effet, il existe un microbiote de l'intestin et **un microbiote du sein**. Les deux microbiotes, communiquent entre eux, de telle sorte que la perturbation du microbiote de l'intestin retentit immédiatement sur le microbiote du sein et peut provoquer un cancer du sein.

On peut se servir de plusieurs analysent médicales pour étudier ces deux microbiotes. Mais chacune des méthodes possèdes des avantages et des inconvénients.

Comment évaluer le microbiome ou microbiote ?

La culture des selles ne permet pas d'évaluer ce microbiote parce que la plupart de ces bactéries ne poussent pas en culture. On utilise des méthodes d'analyses plus sophistiquées. Les principales approches indépendantes de la culture pour analyser le microbiome sont **l'identification de l'ARN ribosomique 16S (ARNr)** ainsi que **la métagénomique**. L'emploi de l'un ou de l'autre est très relatif aux objectifs de la recherche. L'étude des ARNr 16S est adaptée à l'analyse d'un grand nombre d'échantillons, mais présente une résolution taxonomique (classification d'espèces) et fonctionnelle limitée, car l'ARN 16S ne cible pas l'intégralité du contenu génomique d'un échantillon. D'autre part, la métagénomique a une résolution accrue, permettant de profiler la composition taxonomique et le potentiel fonctionnel des communautés microbiennes, ainsi que de découvrir de nouveaux gènes et génomes bactériens. Cependant, cette approche est plus coûteuse et nécessite des analyses bio-informatiques plus complexes. De plus, la contamination pendant la collecte d'échantillons, la conservation (cycles de congélation-décongélation ou tampons de stockage) et l'isolement d'acide nucléique où les kits commerciaux d'isolement d'ADN et d'ARN ont une efficacité différente dans la lyse de microbes spécifiques. Ce qui affecte considérablement l'exactitude des données métagénomiques.

Lien entre Microbiote intestinal et Cancer du sein

Plus de la moitié des femmes qui développent un cancer du sein n'ont aucun facteur de risque connu. Seule une infime partie d'entre elles présentant une prédisposition génétique ou qui sont exposées à des facteurs de risque environnementaux connus développent la maladie. Bien que l'alimentation, l'alcool et les radiations aient été associés à une incidence accrue, les principaux facteurs de risque identifiés jusqu'à présent sont l'exposition aux hormones, y compris les variations physiologiques associées à la puberté, la grossesse, la ménopause, l'utilisation facultative de contraceptifs hormonaux et/ou certains traitements hormonaux substitutifs. Cependant, d'autres facteurs contribuant à l'apparition et au développement du cancer du sein. Être en surpoids ou obèse représente également un facteur de risque connu de cancer du sein, en particulier chez les femmes ménopausées, mais un nouvel aspect influençant cette maladie est le microbiome humain.

La perturbation des communautés microbiennes intestinales, connue sous le nom de dysbiose, a été liée non seulement aux maladies aiguës, mais également aux maladies chroniques et aux cancers. Par exemple, le rôle d'*Helicobacter pylori* dans le développement de l'adénocarcinome de l'estomac et le rôle de certains profils de microbiote intestinal dans le développement et la progression du cancer colorectal.

Lien entre Microbiote Mammaire et Cancer du sein

Partant sur l'idée que plusieurs organes du corps possèdent leur propre microbiote, des études récentes se sont concentrées sur l'examen des bactéries colonisatrices dans le tissu mammaire. À cet égard, des microbiotes spécifiques ont été identifiés dans le lait maternel, et plusieurs auteurs ont expliqués que les bactéries sont capables d'utiliser le mamelon pour accéder aux conduits mammaires et créer un microbiome spécifique dans le sein. Ce n'est pas surprenant étant donné que les bactéries de la peau et de la bouche ont accès aux conduits mammaires par le mamelon, mais des études récentes intéressantes montrent que leur origine est le tractus gastro-intestinal de la mère. En d'autres termes ces bactéries que l'on trouve dans le sein proviennent de l'intestin de la mère.

Un nombre croissant d'études décrivent le microbiome du sein chez les patientes atteintes de cancer. Parmi eux, Xuan et al. ; ont étudié le rôle potentiel du microbiote dans le cancer du sein présentant des récepteurs positifs aux œstrogènes ER+ en séquençant l'ARN ribosomique (ARNr) 16S dans le tissu tumoral mammaire et le tissu adjacent sain d'une même patiente. Les auteurs ont observé que la bactérie *Methylobacterium radiotolerans* était relativement présente dans le tissu tumoral, tandis que *Sphingomonas yanoikuyae* était relativement présente dans le tissu sain adjacent. De plus, il y avait moins d'ADN bactérien dans la tumeur par rapport au tissu mammaire adjacent sain et la présence de l'ADN en grand nombre était inversement corrélée à la présence d'une maladie avancée. Cette observation a des implications cruciales dans le diagnostic et la stadification du cancer du sein. Les chercheurs ont également observé qu'il y a moins d'expression des gènes de réponse antibactérienne dans le tissu tumoral par rapport au tissu mammaire sain.

En revanche, Yazdi et al. ; ont identifié des différences significatives dans la présence de *radiotolérance à Methylobacterium* lors de la comparaison d'échantillons de ganglions lymphatiques cancéreux et de tissus adjacents normaux. A l'inverse, Wang et al. ; ont observé une diminution de l'abondance relative de *Methylobacterium* dans le carcinome invasif du sein par rapport aux tissus mammaires de femmes en bonne santé. Cependant, les patients cancéreux avaient des niveaux accrus d'organismes Gram-positifs, notamment *Corynebacterium, staphylococcus, Actinomyces et propionibacterieum*. Selon les résultats de Thompson et al., les actinobactéries et les firmicutes étaient les phylums les plus répandus dans les tissus mammaires sains. Les protéobactéries étaient les plus répandues dans les échantillons de tumeurs mammaires ; cependant, les actinobactéries étaient prédominantes dans les tissus adjacents normaux.

Néanmoins, Meng et al. ; ont observé une représentation accrue du genre *Propionicimonas* et les familles Micrococcaceae, Caulobacteraceae, Rhodobacteraceae, Nocardioidaceae et Methylobacteriaceae dans les tissus tumoraux malins du sein en utilisant une cohorte chinoise de patientes, bien qu'il soit important de considérer que ces résultats sont probablement affectés par la caractéristique ethno-spécifique de l'ensemble. Banerjee et al., ont publié que chaque sous-type de cancer du sein avait également sa propre signature mammaire virale, bactérienne, fongique et parasitaire unique. À cet égard, les sous-types de cancer du sein positifs pour ER+ et HER2+ présentaient des schémas plus similaires que les tissus TNBC (triple négatifs ER6-/PR-, HER2-). Les principales signatures communes aux quatre types identifiés dans cette étude étaient celles des Proteobacteria, bien que des signatures d'Actinomyces aient également été observées.

Urbaniak et al., ont décrit un modèle de microbiote mammaire sensiblement différent comparant la tumeur et le tissu mammaire sain de femmes atteintes de cancer du sein au tissu mammaire de témoins sains. Les patients atteints de cancer du sein présentaient en quantité abondante ces mauvaises bactéries : *Bacillus*, Comamondaceae, Bacteroidestes, Enterobacteriaceae et *Staphylococcus* par rapport aux témoins sains. Ces deux derniers groupes de bactéries sont capables d'induire des dommages à l'ADN, cassant éventuellement le double brin de l'ADN, tandis que *Bacillus* a d'autres effets cancérigènes dont la métabolisation hormonale et/ou la stimulation de la prolifération cellulaire. Des niveaux inférieurs de certaines bactéries telles que *Lactococcus* et *Streptococcus*, avec des propriétés anticancéreuses, ont été trouvés chez des femmes atteintes de cancer du sein par rapport à des témoins sains.

De même, Hieken et al., ont trouvé des différences notables dans la diversité β (variation des communautés microbiennes entre les échantillons) lors de la comparaison du microbiome du tissu mammaire de femmes atteintes d'une maladie bénigne du sein par rapport à des femmes atteintes de cancer du sein invasif. Le tissu mammaire des femmes atteintes de cancer était significativement enrichi, notamment *Fusobacterium, Atopobium, Gluconacterobacter, Hydrogenophaga* et *Lactobacillus*. De plus, en étudiant le rôle fonctionnel de ces bactéries dans les microenvironnements, six voies différentes ont été identifiées en comparant les patientes atteintes d'une maladie bénigne et maligne du sein. Chez les patients atteints de cancer du sein, une surexpression significative de gènes impliqués dans le métabolisme de la cystéine et de la méthionine, des glycosyltransférases et de la biosynthèse des acides gras, a été observée. Fait intéressant, la dépendance à la méthionine est un trouble métabolique général dans plusieurs cancers. Il est suggéré que la réduction de la méthionine pourrait inverser la progression du cancer.

Microbiote intestinal, indice de masse Corporelle et le cancer du sein

Il existe également plusieurs études sur le microbiote intestinal impliquant des patients atteints de cancer du sein. Bard et al. ; ont observé des différences significatives dans le microbiote fécal, en particulier dans les nombres absolus de *Bifidobacterium* et *Blautia*, et la proportion de *Faecalibacterium prausnitzii* et *Blautia*, en relation avec les stades cliniques du cancer du sein. Ils ont observé que les tumeurs du sein de stade I avaient un nombre absolu inférieur de *Blautia* spp. ; que le stade III. De plus, ils ont trouvé des différences concernant le nombre absolu de bactéries par rapport à l'IMC (indice de masse corporelle). Luu et al., ont également déterminé que la composition du microbiote intestinal des femmes atteintes de cancer était variable selon le stade clinique et le surpoids/IMC normal. Ils ont constaté que les femmes en surpoids et obèses avaient une diminution du nombre total de Firmicutes, *Faecalibacterium prausnitzii* et *Blautia* spp. ; par rapport aux des patients de poids normal. De plus, les patients atteints de tumeurs de stade II/III Bacteroidetes, *Clostridium* présentaient *coccoides* cluster, *Clostridium. Leptum cluster, Faecalibacterium prausnitzii et Blautia spp que les patients ay-u stade 0/1. En revenche, Fruge et al., ont montré des différences dans le microbiote intestinal liées à une graisse corporelle élevée, avec une prévalence d'Akkermansia muciniphila dans les tumeurs du sein de stade 0 à II.*

De plus, les femmes présentant une abondance relative élevée *d'Akkermansia muciniphila,* plus élevée de *Prevotella* et *Lactobacillus* et moins de *Clostridium*, *Campylobacter* et *Helicobacter* ont un meilleur pronostic par rapport aux patientes présentant une faible abondance *d'Akkermansia* une augmentation du nombre total de *muciniphila*, de *Prevotella* et *Lactobacillus*.

Goedert et al., ont décrit que les femmes ménopausées atteintes de cancer du sein avaient un microbiote fécal altéré et une diversité α inférieure (variation des microbes dans un seul échantillon) et cela était indépendamment associé à la concentration d'œstrogènes. Ils ont observé que les patients atteints de cancer présentaient des niveaux élevés de Clostridiaceae, *Faecalibacterium* et Ruminococcaceae, et une diminution des niveaux de *Dorea* et Lachnospiraceae par rapport aux témoins appariés. Selon Zhu et al., les femmes ménopausées cancéreuses ont leur microbiote fécal enrichi en *E. coli, Citrobacter koseri, Acinetobacter* radioresistens, *Enterococcus gallinarum, Shewanella putrefaciens, Erwini. amylovora, Actinomyces* spp. HPA0247, *Salmonella enterica* et *Fusobacterium nucleatum*. Cependant, ils n'ont pas trouvé de différences entre les cas et les témoins chez les femmes préménopausées.

Rôle du microbiote intestinal dans la régulation du niveau d'œstrogène

Le dérèglement des hormones sexuelles est l'un des principaux facteurs de risque du développement du cancer du sein. La dérégulation hormonale se manifeste, à la fois cliniquement et moléculairement, dans les différents sous-types de cancer du sein. Il a été démontré qu'un sous-ensemble de microbes dans le tractus gastro-intestinal influence le métabolisme des œstrogènes et l'équilibre des niveaux d'hormones circulantes et excrétées. Ces microbes sont collectivement appelés **estrobolomes**, capables de produire des enzymes bêta-glucuronidases transformant les œstrogènes en leurs formes actives et augmentant la disponibilité des œstrogènes intestinaux pour la résorption dans la circulation sanguine. Le métabolisme des œstrogènes se produit dans le foie, où ils sont conjugués et excrétés dans la lumière gastro-intestinale par la bile. Ensuite, la β-glucuronidase bactérienne les déconjugue, et enfin, ils sont réabsorbés sous forme d'œstrogènes libres par la circulation entérohépatique. En utilisant cette voie, les œstrogènes libres sont distribués à différents organes distants tels que le sein.

Il existe plusieurs bactéries β-glucuronidase dans les Clostridia (*Clostridium leptum* et *Clostridium coccoides*), les familles Ruminococcaceae et le groupe bactérien *Escherichia / Shigella*. Récemment, il a été démontré que le métabolisme oestrogénique post-ménopausique est associé à la diversité fécale microbienne. En fait, l'abondance relative dans l'ordre des Clostridiales était corrélée au rapport des métabolites des œstrogènes aux œstrogènes parents, alors que le genre *Bacteroides* était inversement corrélé. De même, il a été proposé que la déconjugaison des œstrogènes par la β-glucuronidase pourrait être associée à la dysbiose du microbiote décrite chez les femmes atteintes de cancer du sein. À cet égard, les taux d'enzymes bêta-glucuronidases étaient plus élevés dans le liquide d'aspiration du mamelon des patientes atteintes de cancer du sein en Colombie-Britannique que chez les femmes en bonne santé. Dans cette étude, *Alistipes* était le genre de bactérie le plus relativement abondant dans le dans le liquide d'aspiration du mamelon chez les femmes atteintes de canvcer du sein. En revanche, un genre non classé de la famille des Sphingomonadaceae a été observé chez les femmes en bonne santé.

Enfin, des études utilisant des échantillons fécaux de patients atteints de cancer du sein ont démontré une corrélation positive entre l'abondance de *Streptococcus* et la présence d'enzymes β-glucuronidase et/ou β-glucosidase, qui clivent le conjugué œstrogène-glucuronide et favorisent la recirculation des œstrogènes. De plus, d'autres métabolites de type œstrogène peuvent également être produits par des réactions oxydatives et réductrices dans l'intestin et par une synthèse induite de facteurs de croissance inductibles par les œstrogènes, qui pourraient avoir un potentiel cancérigène. De plus, la β-glucuronidase bactérienne pourrait participer à la déconjugaison des xénobiotiques et/ou des xénoestrogènes, conduisant à leur recapture par la voie entérohépatique, augmentant ainsi leur demi-vie et leur disponibilité.

Microbiote, système immunitaire et Cancer du sein

Le cancer du sein était initialement considéré comme une tumeur non immunogène. Cependant, des études récentes ont montré que l'expression de gènes liés au système immunitaire et la présence d'infiltrats immunitaires dans les tumeurs primitives étaient associées à de meilleurs résultats cliniques. Cette observation était particulièrement intéressante car elle concernait les tumeurs HER2+ et TNBC, les sous-types les plus agressifs. À cet égard, les lymphocytes T CD8+, qui représentent généralement des lymphocytes T cytotoxiques, peuvent tuer directement les cellules cancéreuses et leur présence est associée à un meilleur pronostic. En revanche, les cellules T régulatrices FOXP3+ CD4+ agissent principalement en médiant la tolérance immunitaire et leur présence est corrélée à un mauvais pronostic. En Colombie-Britannique, le pourcentage de cellules Treg augmente parallèlement au stade de la maladie, du normal au carcinome canalaire in situ (CCIS) et du CCIS au carcinome invasif. Chez les patients présentant des carcinomes invasifs, la présence d'un nombre élevé de cellules FOXP3 + T prédit une survie sans rechute et une survie globale plus courtes. Ceci indique potentiellement la présence de cellules Treg avec des caractéristiques immunosuppressives qui favorisent l'évasion immunitaire et la progression du cancer.

Les mécanismes par lesquels les tumeurs en croissance peuvent stimuler la prolifération et la différenciation des lymphocytes Treg ne sont pas bien connus, mais la production de prostaglandine E2 par les cellules tumorales et la cytokine CCL22 par les macrophages associés aux tumeurs peuvent agir comme agents chimiotactiques et de différenciation pour ces cellules. Il a été suggéré que l'augmentation ou la diminution de l'abondance de certaines bactéries spécifiques dans le microbiote intestinal pourrait entraîner une production plus élevée de Tregs ou réduire la différenciation des cellules T pathogènes, prévenant probablement les maladies inflammatoires. Par exemple, les cellules Treg exprimant le facteur de transcription FOXP3 jouent un rôle essentiel dans la régulation de la réponse immunitaire du microbiote commensal et les métabolites produits par ces bactéries pourraient réguler le renouvellement des cellules Treg. De plus, certains métabolites bactériens, tels que le butyrate et le propionate, se sont avérés exercer un puissant effet anti-inflammatoire par la modulation des cellules T régulatrices du côlon dans des modèles animaux. Dans une autre étude, Goedert et al.,ont décrit une association significative indépendante des œstrogènes entre le microbiote intestinal IgA + et IgA− chez les patients atteints de cancer du sein. Lorsqu'ils ont comparé les patientes cancéreuses avec un microbiote IgA+ et IgA−, ceux qui présentaient des IgA+ avaient une richesse et une diversité α significativement plus faibles de leur microbiote fécal que les cas avec un microbiote IgA−. Les associations indépendantes des œstrogènes dans le microbiote intestinal IgA + et IgA− sont significativement différentes lorsque l'on compare les témoins et les femmes ménopausées cancéreuses, ce qui suggère que le microbiote intestinal peut influencer le risque de cancer du sein en modifiant le métabolisme, le recyclage des œstrogènes et les voies immunitaires.

Prises ensemble, ces données indiquent que l'ADN microbien présent dans le sein et les métabolites dérivés des bactéries pourraient influencer le microenvironnement immunitaire local. Cela signifie que nos bactéries commensales pourraient influencer directement les processus tumoraux en utilisant leur capacité métabolique affectant les cellules immunitaires et le processus inflammatoire.

Cancer du sein, microbiote et inflammation

Les barrières superficielles muqueuses permettent la symbiose hôte/microbe et en raison de sa sensibilité aux agressions environnementales constantes, doivent être rapidement réparées pour rétablir l'homéostasie. Une fois ces barrières endommagées, les microbes peuvent influencer les réponses immunitaires aux tumeurs provoquant des microenvironnements pro-inflammatoires ou immunosuppresseurs. À cet égard, le mécanisme par lequel les bactéries intestinales peuvent favoriser le cancer du sein est l'inflammation chronique, qui est associée au développement de tumeurs. Les bactéries intestinales peuvent réguler à la hausse les récepteurs de type Toll (TLR) et activer le NF-kB, qui est important dans la régulation de l'inflammation et associé au cancer. En effet, l'activation de NF-kB entraîne la libération d'IL-6, IL-12, IL-17 et IL-18 ainsi que du facteur de nécrose tumorale alpha (TNF-alpha), déclenchant une inflammation persistante dans le microenvironnement tumoral. De même, les modèles moléculaires associés aux micro-organismes pathogènes (PAMP) sont reconnus par les cellules du système immunitaire inné via les récepteurs de reconnaissance de modèles (PRR), y compris les récepteurs Toll (TLR) et Nod (NLR). Ces PAMP sont des composants essentiels des pathogènes qui permettent leur survie et contribuent à leur pathogénicité tels que les lipopolysaccharides bactériens (LPS), la flagelline, l'acide lipotéique, les peptidoglycanes et les oligodésoxynucléotides CpG non méthylés. Les TLR, en reconnaissant les PAMP, sont capables d'activer la production de cytokines pro-inflammatoires à partir des cellules à réponse innée. En effet, l'activation chronique des TLR favorise la prolifération des cellules tumorales et améliore les mécanismes d'invasion et de métastases grâce à la régulation des cytokines, des métalloprotéinases et des intégrines pro-inflammatoire. Il a été décrit que les TLR jouent un rôle important dans l'initiation et la promotion du cancer du sein. Il a été montré que les récepteurs TLR5 sont fortement exprimés dans les carcinomes du sein et que son activation par le ligand flagéline conduit à une puissante activité anti-tumorale et inhibe la prolifération des cellules du cancer du sein.

Microbiote, régulation épigénétique et cancer du sein

Chez les patients atteints de cancer du sein, les expressions des gènes suppresseurs de tumeurs sont souvent inactivées par des modifications des marqueurs épigénétiques en réponse à des stimuli environnementaux. La reprogrammation épigénétique a été impliquée dans les différents sous-types de cancer du sein. Par exemple, la méthylation dans le promoteur du gène ERα a été observée dans le TNBC (tumeurs triple négatif), associée à un mauvais pronostic chez les femmes sans antécédents familiaux de cancer du sein. Un autre gène affecté par la régulation épigénétique est le gène BRCA1, qui prédispose les femmes au cancer de l’ovaire et du sein. Le microbiome intestinal est un contributeur souvent négligé dans la dérégulation épigénétique, qui est capable d'interagir physiologiquement et environnementalement avec la tumeur. Ces micro-organismes sont capables de produire des substances bioactives de faible poids moléculaire telles que les folates, les acides gras à chaîne courte (butyrate et acétate) et la biotine, qui peuvent participer aux processus épigénétiques. Par exemple, il a été montré la capacité du butyrate à activer des gènes silencieux épigénétiquement dans les cellules cancéreuses telles que p21 et BAK. De plus, le microbiote intestinal contribue également à l'absorption et à l'excrétion de minéraux dont le zinc, l'iode, le sélénium, le cobalt et autres, qui sont des cofacteurs d'enzymes participant aux processus épigénétiques. D'autre part, plusieurs enzymes telles que les méthyltransférases, les acétyltransférases, les déacétylases, la Bir A ligase, les phosphotransférases, les kinases et les synthétases sont issues du microbiote intestinal.

Cependant, bien que l'influence bactérienne intestinale puisse favoriser l'hyperméthylation et la reprogrammation épigénétique chez l'homme et contribuer aux processus tumoraux, une cause directe d'activation épigénétique bactérienne capable d'induire la formation de tumeurs mammaires n'a pas encore été prouvée. Par conséquent, les fluctuations de la composition du microbiome intestinal, l'interaction du microbiome avec le système immunitaire de l'hôte et les changements chimiques ultérieurs influencés par les sous-produits métaboliques bactériens sont potentiellement impliqués dans la régulation épigénétique.

Alimentation, microbiote et cancer du sein

Environ 35% de tous les cancers sont associés à l'apport alimentaire dont 50% des carcinomes du sein. Dans le cancer du sein associé à l'alimentation, les mécanismes à médiation microbienne sont des modulateurs possibles de la carcinogenèse et de l'agressivité tumorale. Il a été décrit qu'un facteur principal façonnant le microbiome intestinal ou la diversité microbienne, est le contenu et la qualité de l'alimentation. L'effet partiel de différents régimes dans la prolifération du microbiome eubiotique a des impacts synergiques pendant le traitement du cancer. Plusieurs études ont étudié la relation entre le cancer du sein, le microbiote et des régimes alimentaires bien décrits comme celui méditerranéen. Le régime méditerranéen est l'un des régimes les plus étudiés liant microbiote et cancer du sein. Une consommation accrue d'acides gras mono- et polyinsaturés, de glucides accessibles au microbiote intestinal et de fruits, légumes et légumineuses est associée à une amélioration globale de l'état de santé qui peut être potentiellement protectrice en réduisant le risque de cancer et la mortalité par cancer.

Shively et al. ; ont démontré, à l'aide d'un modèle de primate non humain (singe *Macaca fascicularis*) qu'un régime méditerranéen comparé à un régime occidental avait des effets marqués sur les populations de microbiote de la glande mammaire et les profils de métabolites. Le régime méditerranéen était associé à un tissu mammaire 10 fois plus élevé en *Lactobacillus* par rapport au tissu mammaire de singes nourris au régime occidental (avec un apport alimentaire élevé en graisses saturées et en saccharose et un faible apport en fibres). De plus, les glandes mammaires du groupe du régime méditerranéen présentaient des niveaux plus élevés de certains métabolites des acides biliaires et une augmentation des composés bioactifs traités par les bactéries. Dans des groupes de singes appariés, l'analyse des métabolites plasmatiques des acides biliaires n'a montré aucune régulation significative du taurocholate et du glycocholate ou du chénodésoxycholate par l'alimentation, suggérant une possible régulation microbienne spécifique des glandes mammaires des métabolites des acides biliaires. De plus, l'augmentation significative de l'abondance de *Lactobacillus* dans les glandes mammaires des singes nourris au régime méditerranéen peuvent augmenter l'activation médiée par le métabolite de l'acide biliaire spécifique de la glande mammaire du récepteur farnésoïde X signalant une augmentation potentielle des propriétés anticancéreuses.

EFFICACITE DES PROBIOTIQUES

Dans une étude récente utilisant des survivants de la Colombie-Britannique en surpoids, Pellegrini et al. ; ont évalué l'efficacité des probiotiques associés au régime méditerranéen par rapport au régime seul sur le microbiote intestinal et les profils métaboliques. Ils ont constaté que les probiotiques

(*Bifidobacterium longum* BB536 et *Lactobacillus rhamnosus* HN001) en plus du régime méditerranéen augmentent significativement la diversité bactérienne et diminuent le rapport Bacteroides/Firmicutes ainsi que l'amélioration des paramètres métaboliques (glycémie à jeun et insuline à jeun) et anthropométriques (indice de masse corporelle, tour de taille et rapport taille/hanche) par rapport au régime méditerranéen seul. Toutes ces découvertes pourraient ouvrir une nouvelle voie pour la prévention et le traitement du cancer du sein.

Effets des probiotiques contre le cancer du sein

Les probiotiques sont des bactéries vivantes capables de maintenir un microbiote sain et de restaurer une composition microbienne bénéfique. L'une des caractéristiques les plus importantes des probiotiques est la production de substances telles que des antibiotiques, des anticancéreux ou d'autres composés ayant des effets bénéfiques sur la santé générale et des propriétés pharmaceutiques.

Plusieurs études in vitro et in vivo ont examiné les effets des probiotiques sur le cancer du sein. Moreno le Blanc et al. ; ont décrit la capacité immunorégulatrice du lait fermenté par *Lactobacillus helveticus* R389 sur la réponse immunitaire dans les glandes mammaires en présence de tumeurs mammaires locales. Des souris nourries avec du lait fermenté de *L. helveticus* R389 et transplantées avec des cellules tumorales du cancer du sein, ont montré une augmentation de l'IL-10 et une diminution des niveaux de cytokines IL-6 dans le sérum et les cellules mammaires des souris, conduisant également à l'inhibition des cellules tumorales mammaires. À cet égard, Yazdi et al. ; ont étudié les effets de l'administration orale de *Lactobacillus acidophilus* sur les réponses immunitaires en utilisant des souris BALB/c transplantées avec une tumeur du sein. Les auteurs suggèrent que la consommation quotidienne de *L. acidophilus* peut augmenter la production de cytokine immunomodulatrice IL-12 dans la culture de splénocytes, tandis que le taux de croissance tumorale chez la souris a diminué. Lakritz et al. ; ont montré que la prise orale du probiotique *Lactobacillus reuteria* inhibait les premiers stades du cancer du sein dans deux modèles de souris, un groupe avec une prédisposition génétique au cancer du sein et l'autre groupe nourri avec un régime de type occidental pour développer des tumeurs mammaires. Kassayová et al. ; ont observé que l'administration à long terme de *Lactobacillus plantarum* LS/07 est efficace contre le cancer du sein par le biais de mécanismes immunomodulateurs.

De plus, Imani Fooladi et al. ; ont montré que l'administration orale quotidienne de *L. acidophilus* deux semaines avant la greffe de tumeur et la poursuite pendant 30 jours produisaient une augmentation significative de la survie globale, suggérant que *L. acidophilus* pouvait favoriser les réponses immunitaires et augmenter la réponse antitumorale. Zubaida et al. ; ont étudié le potentiel des cellules tuées par la chaleur (HKC), des fractions cytoplasmiques (CF) d'*Enterococcus faecalis* et de *Staphylococcus hominis* en tant qu'agents anti-cancer du sein dans la lignée cellulaire MCF-7. Les deux formes de bactéries ont provoqué une diminution significative de la prolifération des cellules MCF-7, l'induction de l'apoptose et l'arrêt du cycle cellulaire en fonction de la concentration et du temps. Dans une autre étude, Zamberi et al. ; ont analysé les effets antimétastatiques et antiangiogéniques de l'eau de kéfir à base de grains de kéfir chez des souris inoculées avec des cellules 4T1 BC. Ils ont découvert que l'eau de kéfir inhibait la prolifération tumorale, favorisait l'apoptose des cellules cancéreuses, modulait le système immunitaire et avait des effets anti-inflammatoires, antimétastatiques et antiangiogenèse.

Chez les femmes japonaises, la consommation régulière de *L. casei* Shirota et d'isoflavones de soja dès l'adolescence était significativement associée à une diminution du risque de cancer du sein, montrant des effets chimiopréventifs sur le développement du cancer. Néanmoins, cette étude nécessite des expositions à long terme et une surveillance pour corréler les effets chimiopréventifs du cancer à la consommation de ces bactéries. Seuls deux essais cliniques liés aux avantages des probiotiques chez les patients de la Colombie-Britannique sont enregistrés dans le **Clinicaltrial gov**page Web. Dans l'étude NCT03358511, vingt patientes ménopausées du cancer du sein ont pris le probiotique Primal Defense ® ULTRA (Garden of Life LLC, Jacksonville, FL, États-Unis) pendant 2 à 4 semaines / trois fois par jour avant l'intervention chirurgicale sur des seins opérables de stade I à III, tumeurs adénocarcinomes. L'étude est en cours et le rôle des probiotiques des nombres de lymphocytes T cytotoxiques (cellules T CD8+) chez les patients cancéreux du sein sera étudié. Une deuxième étude (NCT03760653), est une étude pilote contrôlée randomisée visant à déterminer les effets de la supplémentation en probiotiques (*Lactobacillus rhamnosus*, *Lactobacillus paracasei*, *L. acidophilus* et *Bifidobacterium bifidum*) administré pendant 12 semaines avec de l'exercice physique sur l'équilibre bactérien de l'intestin, le système immunitaire gastro-intestinal ainsi que la qualité de vie des survivants de la Colombie-Britannique.

Prébiotiques, microbiote et cancer du sein

Les prébiotiques sont des substances qui améliorent la croissance ou l'activité des micro-organismes intestinaux et sont généralement des composés de fibres alimentaires non digestibles. Ces composants des fibres alimentaires, associés à des substances nocives et cancérigènes dans l'intestin, favorisent leur évacuation et leur décomposition et augmentent la croissance des probiotiques inhibant la prolifération des bactéries pathogènes et la production de cancérigènes. Les fibres alimentaires peuvent altérer le microbiote intestinal et influencer le métabolisme de l'estradiol par le biais d'activités enzymatiques spécifiques, telles que la β-glucuronidase chez les patientes ménopausées atteintes de cancer du sein. Zengul et al. ; ont examiné la relation entre les fibres alimentaires et le microbiote intestinal dans leur rôle d'augmentation de l'activité de la β-glucuronidase et des œstrogènes circulants chez les patientes ménopausées. Les résultats de cette étude ont indiqué que l'apport en fibres alimentaires n'avait aucune corrélation avec les niveaux d'œstrogène dans le sang. Cependant, ils ont constaté que des niveaux plus élevés de fibres alimentaires totales et solubles étaient corrélés à des niveaux plus faibles de *Clostridium* *hathewayi* spp., et *Clostridium* (famille Erysipelotrichaceae), qui favorisent l'activité β-glucuronidase.

Les lignanes

Les lignanes d'origine végétale sont présentes en fortes concentrations dans le soja, les graines de lin et le sésame, et dans une certaine mesure dans les fruits, les légumes et les baies. Ces lignanes sont converties en composés tels que l'entérolactone, le phytoestrogène le plus répandu produit par l'action d'*Eggerthella*. Les phytoestrogènes qui sont des composés structurellement et fonctionnellement similaires aux œstrogènes de mammifères, exercent leurs effets sur le cancer du sein en inhibant la synthèse et le métabolisme des œstrogènes, ainsi que par leurs effets antiangiogéniques, antimétastatiques et épigénétiques. De plus, l'effet des phytoestrogènes a été évalué de manière exhaustive en ce qui concerne la récidive et la survie du cancer du sein. Ils peuvent réduire les niveaux d'oestrogène dans le sang en inhibant l'activité enzymatique de l'aromatase. Dans une méta-analyse récente, une association inverse importante entre l'entérolactone sérique et le risque de cancer du sein post-ménopausique, plus évidente dans les tumeurs ER−PR− que ER+PR+, indépendamment du statut HER2, a été observée. Des résultats similaires ont été décrits chez des rats colonisés par des bactéries de conversion des lignanes *Clostridium saccharogumia*, *Eggerthella lenta*, *Blautia producta* et *Lactonifactor longoviformis*, où la synthèse d'entérolignanes à partir de lignanes alimentaires par des microbes intestinaux a eu des effets protecteurs contre le développement de cancer du sein.

Les Phytoestrogènes

Fink et al. ; ont étudié la relation entre l'apport de phytoestrogènes (isoflavones) avant le diagnostic et la survie au cancer du sein dans une cohorte de patientes atteintes du cancer du sein avant et après la ménopause aux États-Unis. Les auteurs ont montré un risque plus faible de mortalité par cancer du sein dans le quintile le plus élevé par rapport au quintile le plus bas d'apport d'isoflavones, mais uniquement chez les femmes ménopausées.

Verheus et al. ; ont étudié l'association entre les niveaux plasmatiques de phytoestrogènes et le risque de cancer du sein dans une cohorte de femmes néerlandaises pré- ou périménopausées et postménopausées qui ont développé le cancer du sein. Ils ont montré que des niveaux élevés de circulation de génistéine sont associés à un risque réduit de cancer du sein.

Les Acides Gras à Courte Chaîne (AGCC)

Les AGCC tels que l'acétate, le propionate et le butyrate sont produits par la fermentation bactérienne des fibres alimentaires dans la lumière colique. L'effet anticancéreux du butyrate a été démontré dans des cultures de cellules cancéreuses et des modèles animaux.

Les Polyphénols

Les polyphénols alimentaires sont également des composés naturels produits par les plantes et présents dans les fruits, les légumes, les céréales, le thé, le café et le vin. Les polyphénols sont biotransformés par le microbiote intestinal en dérivés, ce qui entraîne une biodisponibilité accrue. D'autre part, les polyphénols sont capables de moduler la composition de la communauté microbienne intestinale principalement en inhibant la prolifération des bactéries pathogènes et en stimulant les homologues bénéfiques.

À cet égard, Sharma et al., ont décrit les effets de la consommation de germes de brocoli (BSp) et de polyphénols de thé vert (GTP), au début de la vie, seuls ou en combinaison, sur le métabolisme du microbiote intestinal et des AGCC dans un modèle de souris transgéniques Her2/neu de cancer du sein connues pour développer spontanément un cancer du sein ER-. Les auteurs ont montré que le groupe consommant les deux éléments présentait l'effet inhibiteur le plus fort sur le volume tumoral et une augmentation significative de la latence tumorale. De plus, au niveau des taxons, une plus grande présence des genres *Allobaculum*, *Lactococcus*, Ruminococcaceae et de la famille S24-7 chez les souris nourries au BSp et chez les souris nourries en combinaison a été observée lorsqu'elles étaient administrées tôt dans la vie.

Le Thé vert (EGCG)

Dans une autre étude, il a été analysé l'administration d'épigallocatéchine-3-gallate (EGCG) (un polyphénol présent dans le thé) pour inhiber la prolifération cellulaire, l'invasion et l'angiogenèse chez les patients cancer du sein subissant un traitement par radiothérapie. Ils ont constaté que l'EGCG augmentait l'efficacité de la radiothérapie chez les patients. Sheng et al. ; ont démontré que l'EGCG diminuait de manière significative le statut de méthylation de SCUBE2 en réduisant l'expression et l'activité de l'ADN méthyltransférase, entraînant l'inhibition de la progression du cancer du sein.
Ensuite, l'utilisation de composés bioactifs alimentaires comme thérapie adjuvante pour la chimioprévention du cancer du sein pourrait être d'un grand intérêt et pourrait ouvrir de nouvelles voies pour les procédures préventives du cancer du sein.

Antibiotiques, microbiote et cancer du sein

Les antibiotiques sont des composés utilisés pour éliminer toutes les populations bactériennes sans distinction entre pathogènes ou bénéfiques. Ils provoquent la dysbiose intestinale, qui comprend la perte de richesse d’espèces bactériennes ou la réduction des membres de la communauté commensale, qui favorisent l'expansion des agents pathogènes opportunistes, ce qui affectera également le fonctionnement du microbiote et l'interdépendance hôte-microbien induisant des effets néfastes sur la santé. Les traitements utilisant des antibiotiques chez les patients atteints de cancer sont un sujet de discussion brûlant car ils sont fréquemment prescrits en même temps que la chimiothérapie et la chirurgie du cancer. Il a été observé dans certains types de cancer, comme le cancer du sein et le mélanome, que les antibiotiques peuvent accélérer la progression de la maladie. Cependant, dans d'autres types de tumeurs telles que le cancer du pancréas, ils ont eu des effets positifs. D'autres études ont montré une corrélation positive entre l'utilisation d'antibiotiques et le risque de cancer du sein lorsqu'il est ajusté en fonction de l'âge et de la durée de prescription. Dans une méta-analyse très récente, les auteurs ont observé que le type d'antibiotique pourrait être associé au risque de cancer du sein. Dans cette étude, le risque était légèrement augmenté lorsque les patients étaient traités avec de la pénicilline, de la tétracycline et du nitrofurane et légèrement augmenté lorsque le nitroimidazole et le métronidazole étaient utilisés.

Enfin, les antibiotiques ont également été associés à une perturbation du microbiote intestinal en diminuant la réponse aux chimiothérapies à base de platine ainsi qu'aux immunothérapies suggérant qu'un microbiome intact est nécessaire pour des réponses optimales aux thérapies anticancéreuses. À ce sujet, une étude utilisant des modèles de souris cancer du sein a montré une réduction du butyrate dans les matières fécales après l'administration d'antibiotiques ainsi qu'une augmentation de la croissance tumorale. La réduction de butyrate observée a été produite par une diminution de l'abondance des genres *Odoribacter* et *Anaeotruncus*, qui sont des bactéries productrices de butyrate, ainsi qu'une augmentation de l'abondance de *Bacteroides*. Dans l'ensemble, il a été démontré que les patients dont la diversité du microbiome fécal est améliorée connaissent une survie sans progression significativement plus longue par rapport à ceux dont la diversité du microbiote est faible ou modérée.

Microbiote, thérapie anticancéreuse et progression de la maladie

Le microbiote intestinal joue un rôle important dans le métabolisme des médicaments chimiothérapeutiques, en les activant ou en les inactivant. La présence d'un type de microbiote intestinal ou d'un autre peut déterminer le degré d'efficacité d'un médicament et exercer potentiellement une influence substantielle sur les directives cliniques pour traiter les patients atteints de cancer du sein. Néanmoins, la thérapie peut également moduler le microbiome mammaire comme le montrent Chiba et al. ; chez les femmes traitées par chimiothérapie néoadjuvante. Ils ont trouvé une augmentation significative de l'abondance de *Pseudomonas* spp., dans le tissu tumoral mammaire ainsi qu'une réduction de la diversité bactérienne. Dans cette étude, ils ont également montré que les patients non traités avaient une plus faible abondance de *Prevotella* dans le tissu tumoral. De plus, une étude utilisant un modèle de souris HR+ cancer du sein a identifié la dysbiose commensale comme un facteur intrinsèque à l'hôte associé à la dissémination métastatique. Ils ont observé une perturbation de l'homéostasie du microbiote intestinal commensal entraînant

une augmentation de la dissémination des cellules tumorales circulantes ainsi qu'une augmentation de l'inflammation précoce dans la glande mammaire.
En revanche, Horigome et al. ; ont décrit une association d'acides gras polyinsaturés (AGPI) avec certains taxons de bactéries intestinales comme le phylum Actinobacteria et Bacteroidetes chez des patients préalablement traités par chimiothérapie et une association du genre *Bifidobacterium* avec des participants non traités.

Une influence du microbiote intestinal sur l'efficacité ou la toxicité de certains médicaments chimiothérapeutiques tels que le cyclophosphamide, les sels de platine et l'irinotécan a été déterminée. À cet égard, les cyclophosphamides peuvent endommager la muqueuse intestinale, rendant l'intestin perméable aux bactéries intestinales, permettant leur accès dans la circulation sanguine. D'autre part, l'association de la bactérie probiotique *Lactobacillus plantarum* HY7712 dans le microbiote intestinal avec un rôle protecteur contre l'immunosuppression induite par le cyclophosphamide à l'aide de modèles murins a été décrite. Les anthracyclines sont également métabolisées par plusieurs bactéries intestinales telles que les *streptomices*WAC04685, capables d'inactiver la doxorubicine par déglycosylation. De plus, lors d'un traitement à l'anthracycline, des micro-organismes à Gram positif tels que *Lactobacillus johnsonii*, *Lactobacillus murinus*, *Barnesiella intestinihominis* et *Enterococcus hirae* peuvent passer la barrière intestinale pour pénétrer dans les organes lymphoïdes secondaires, influençant ainsi la réponse immunitaire anticancéreuse de l'hôte. Dans l'ensemble, il a été bien démontré que le microbiome intestinal peut interférer avec la biodisponibilité des anthracyclines en modifiant leur pharmacocinétique et leur pharmacodynamique.

De même, les taxanes sont soumis au métabolisme bactérien et les modulateurs sélectifs des récepteurs aux œstrogènes (SERM) tels que le tamoxifène et le raloxifène peuvent modifier la composition du microbiome. Les SERM peuvent être toxiques pour des *Pseudomonas aeruginosa, Klebsielle Pneumoniae, acinetobacter baumannii, Porphyromonas gingivalis, Streptococcus mutans, Enterocccus faecium et Bacillus stearothermophilus*.

De plus, les taxanes peuvent également interférer avec les LPS bactériens activant le système immunitaire.

Récemment, il a également été montré que la composition du microbiote intestinal a une influence importante sur l'efficacité immunitaire anticancéreuse et sur les mécanismes d'action des chimiothérapies immunogènes. En effet, certaines bactéries comme *Akkermansia muciniphila, becteroides fragilis, bifidobacterium spp., et Faecalibacterium spp.,* ont été associés à des réponses immunitaires anticancéreuses favorables chez des modèles animaux et chez les patients cancéreux.

Il est important de noter que ces bactéries semblent également avoir une influence positive sur la santé générale, réduisant l'incidence des troubles métaboliques et un large éventail de pathologies inflammatoires chroniques. Le microbiote intestinal semble également jouer un rôle clé dans le développement et la sévérité de la mucosite, l'un des effets secondaires les plus fréquents du système gastro-intestinal chez les patients subissant une chimiothérapie.

LE RÔLE MAJEUR DU CÔLON DANS LA PROTECTION CONTRE LES CANCERS

Le côlon mesure 1.5 m et 8 cm de diamètre. On distingue 4 parties. Côlon droit, côlon transverse, côlon gauche et le sigmoïde. Il sert à absorber l'eau et les électrolytes, sodium, calcium, magnésium, potassium, et beaucoup d'autres minéraux. Dans le côlon on trouve les bactéries qui constituent le **microbiote** ou **flore intestinale**. Cette flore est constituée de 1000 espèces de bactéries différentes, 100.000 milliards de micro-organismes, c'est-à-dire dix fois plus que l'ensemble des cellules de notre corps. Ce qui représente à peu près plus d'un kilo de bactéries dans le tube digestif. Le microbiote est très important pour le développement du système immunitaire du nouveau-né. On constate aujourd'hui une explosion des maladies auto-immunes, du diabète, des maladies inflammatoires chroniques intestinales, des maladies cardiovasculaires, des allergies alimentaires, de l'asthme, et des maladies allergiques, tout cela à cause d'une mauvaise flore intestinale dès les premières années de vie.

Le fœtus a un intestin stérile. La colonisation commence après la rupture des membranes fœtales puis le nouveau-né se trouve brutalement plongé dans un univers bactérien, riche et varié. Il va se coloniser rapidement avec une flore simple à partir des flores maternelles, vaginales, intestinales et cutanées et les flores de l'environnement. Puis vient la contamination par l'environnement proche du bébé, le contact avec les autres personnes bisous, toucher, objets…

Sa flore va ensuite se diversifier au contact de plusieurs espèces bactériennes. Toutes les espèces bactériennes ne colonisent pas le tube digestif. La colonisation de l'intestin se fait d'abord par les germes *aéro-anaérobies* (vivant dans un milieu riche et pauvre en oxygène), puis quelques heures après viennent des bactéries *anaérobies strictes* (vivant que dans un milieu très pauvre en oxygène). Ces bactéries s'appellent, *Bactéroïdes, Clostridries*, et en grande partie les Lactobacillus et *Bifidobacterium*.

La perturbation de la flore intestinale s'appelle ***DYSBIOSE*** ou ***DYSMICROBIOSE***, intestinale.

Chez **les enfants nés par césarienne**, il n'y a pas le contact précoce aux germes maternels, ce qui retarde l'implantation de la flore anaérobie, en particulier les *Bifidobacterium* et les *Bactéroïdes*, ce retard peut persister pendant 1 à 6 mois. Il y a aussi un retard de colonisation par un nombre plus réduit d'espèces bactériennes, du fait du non passage par la filière maternelle qui exclut le contact de l'enfant avec les muqueuses vaginales et digestives de sa mère. D'autre part l'utilisation de la désinfection large et des antibiotiques, vont appauvrir l'environnement microbien. Cette antibiothérapie, pourrait être responsable d'une mauvaise orientation du système immunitaire et créer des allergies. Si la flore aérobie colonise assez rapidement le prématuré, l'implantation de la flore anaérobie, *Bifidobactérium, Bactéroïdes*, est très retardée et **d'autant plus que l'âge gestationnel est bas**. Les *bifidobactéries* apparaissent à un âge moyen de 10 jours et ne deviennent dominantes que vers 2 à 3 semaines de vie. (Sakata H, Yoshioka H, Fujita K. Development of the intestinal flora in very low birth weight infants compared to normal full-term newborns. *Eur J Pediatr* 1985 ; 144 : 186-90.)

Les enfants alimentés au biberon possèdent souvent une dysbiose de putréfaction par des germes comme *E.Coli* et *Clostridium*, et les enfants alimentés au sein possèdent une flore équilibrée, souvent des *Bifidobacterium* et des *Lactobacillus,* du moins dans une population caucasienne européenne. Ces enfants alimentés au biberon peuvent être exposés aux allergies alimentaires et à l'eczéma.

L'accouchement par césarienne et la mauvaise qualité du lait maternel, qui dépendent de la santé de la mère et de son comportement nutritionnel, influencent gravement le microbiote du nouveau-né et son développement jusqu'à l'âge adulte. Les traitements antibiotiques et les médicaments peuvent détruire cette flore intestinale et déséquilibrer le système immunitaire, qui fera le lit du cancer. Le système immunitaire ne pouvant plus se débarrasser des cellules cancéreuses, alors que dans les conditions normales, nous détruisons plusieurs millions de cellules cancéreuses par jour. Les cellules du côlon sont au contact des cellules du système immunitaire intestinal et du système nerveux intestinal. Ne l'oublions pas 80 % des cellules de notre système immunitaire, sont dans l'intestin. Lorsque nous mangeons mal, nous détruisons notre immunité intestinale et nous initions les maladies chroniques et les cancers. Nous devons augmenter la consommation de fibres alimentaires, car la fermentation de ces fibres produit le propionate, et le butyrate. Le butyrate est un acide aminé volatile, important pour nourrir nos cellules du côlon et pour la protection de notre ADN. L'acide butyrique est un acide gras à chaine courte, qui protège le côlon contre le cancer et joue un rôle dans la régulation épigénétique (régulation de l'expression de nos gênes). Le butyrate stimule les histones déacétylases, qui sont des enzymes qui protègent notre code génétique. **La protection de ce code génétique empêche le processus du cancer**. C'est donc par une meilleure alimentation et par une bonne flore intestinale que nous pouvons nous protéger contre les cancers. Le butyrate contrôle la polarité de nos cellules du côlon, ainsi que la barrière intestinale. Il protège contre le cancer en protégeant le code génétique.

Les cellules intestinales ont un des pôles tournés vers la lumière intestinale et un autre pôle vers le sang. Cette polarité permet le transport des nutriments de la lumière de l'intestin vers le sang. Ces cellules doivent être parfaitement serrées les unes contre les autres, pour ne rien laisser passer. Les espaces laissés vides entre les cellules non jointives, seront empruntés par, les virus, les bactéries, les champignons, et les mauvaises

molécules comme les pesticides, ou même simplement les aliments non digérés, pour passer dans le sang. Le passage de ces intrus dans le sang est à l'origine des maladies infectieuses, allergies, des intolérances alimentaires, et des maladies auto-immunes. Le système immunitaire est donc affaibli.
L'agencement des cellules intestinales tenues par des jonctions serrées constitue la barrière intestinale. La rupture de cette barrière peut initier le cancer du côlon et même du sein. Les cellules perdent leur polarité et leur forme et ne savent plus distinguer le pôle apical (lumière intestinale) du pôle basal (partie des cellules tournées vers le sang). Une mauvaise alimentation peut perturber la barrière intestinale, en particulier l'apport très fréquent d'aliments sucrés et d'aliments raffinés par l'industrie alimentaire.

Lorsqu'on cultive des cellules intestinales dans une boîte de pétrie, on observe des phénomènes étonnants. Nourries avec du sucre, elles adoptent une forme sphérique, n'entrent pas en contact les unes avec les autres et se comportent comme des cellules cancéreuses. Lorsqu'on les nourrie ensuite avec l'acide butyrique (butyrate), elles forment une architecture similaire à celle d'une muqueuse en bon fonctionnement. Les cellules cancéreuses redeviennent normales. Elles perdent aussi leur appétit pour le sucre. Ceci est la preuve incontournable du rôle du butyrate contre le cancer, comme le décrit l'équipe du Pr Ulrike Kämmerer. Une alimentation cétogène, (régime qui augmente la production des corps cétoniques par le foie) produit l'acide *bêta-hydroxybutyrique* qui a des effets similaires à *l'acide butyrique*. Le jeûne intermittent (deux jours par semaine à 600 Kcal/j), peut aussi augmenter la production de l'acide *bêta-hydroxybutyrique*, mais en quantité moindre que dans le régime cétogène. Je vous invite à lire ce livre « Le régime cétogène contre le cancer » Pr Ulriche Kämmerer. Le jeûne, par la voie de la production de l'acide *bêta-hydroxybutyrique* stimule la voie des *sirtuines*. Les *sirtuines* sont des *histones déacétylases*, qui sont des enzymes qui protègent notre code génétique. Cette voie des *sirtuines* est aussi activée par la faible consommation de vin rouge. Soit un verre par jour pour la femme et deux verres par jour pour l'homme. Au-delà l'alcool peut devenir toxique et peut même augmenter les cancers. Une consommation modérée de vin rouge, peut donc protéger contre le cancer de sein.

Consommer trop de sucre, provoque une élévation excessive d'insuline dans le sang. **L'insuline elle-même favorise la croissance des cellules cancéreuses**. Avec le sucre que nous consommons, les cellules cancéreuses créent une fermentation en milieu acide, ce qui favorise l'apparition des métastases et empêche nos cellules immunitaires de combattre le cancer.

COMMENT PRESERVER LA BARRIERE INTESTINALE ET EVITER LA POMOTION DES CANCERS ?

Nous venons de le voir, il faut commencer par une bonne mastication pour réduire suffisamment les aliments solides en liquide. Il faut un bon apport d'enzymes tout le long de la digestion. En cas de troubles digestifs, essayer un apport d'enzymes naturelles de plantes, qu'on peut trouver dans les compléments alimentaires comme par exemple ENZYNUTRICS®. Eviter les aliments susceptibles de détruire la barrière intestinale, comme l'excès des aliments sucrés, et l'apport très fréquent d'une alimentation industrielle transformée. Réduire les mauvaises graisses et augmenter les bonnes graisses, en réduisant les sucres rapides et féculents à index calorique élevé. Surveiller l'impact de certains aliments dans le système immunitaire, en particulier les intolérances alimentaires. Les aliments à surveiller sont essentiellement le gluten, qui peut avoir certaines parentés antigéniques avec notre système immunitaire. Les laitages, le lait, le fromage, les œufs sont des aliments importants, qui peuvent chez certaines personnes, entraîner une hypersensibilité de type 3, encore appelée à tort intolérance alimentaire. Les tests sanguins peuvent être faits pour dépister cette hypersensibilité à certains aliments, mais ils ne sont pas assez fiables et n'ont de valeur que lorsqu'ils sont fortement positifs. Une réponse négative n'est pas la preuve d'une absence d'allergie ou d'intolérance. Le meilleur test si l'on présente des symptômes digestifs anormaux, ballonnement, gaz, diarrhée, constipation, douleur abdominale, mycoses à répétition, infection urinaire à répétition, ou susceptibilité aux infections, c'est de faire **une éviction de l'aliment en cause**. Le test d'éviction permet **d'exclure temporairement sur quinze jours un aliment** et voir si les troubles disparaissent. Le passage d'un aliment à travers une barrière intestinale rompue, va mettre notre système immunitaire directement en contact avec l'aliment, ce qui déclenche une réaction inflammatoire. Soit il s'agit d'une allergie immédiate, soit il s'agit d'une allergie retardée, ou une réaction de type vaccin avec apparition des anticorps contre l'élément qui a traversé la barrière intestinale. Contrairement au système immunitaire général de l'organisme (systémique), le système immunitaire des muqueuses (buccale, intestinale, vaginale, pulmonaire) a dû élaborer des mécanismes de tolérance vis-vis de divers éléments. Il doit non seulement reconnaître des molécules du « soi » (celles de notre propre organisme), mais aussi les molécules étrangères, c'elles du « non-soi » (appelées antigènes). Ce système immunitaire des muqueuses doit en plus différencier les microbes contre lesquels il doit défendre l'organisme, des microbes inoffensifs, voire utiles et qui doivent être « tolérés » par l'organisme. Ce sont, les bactéries non pathogènes de la flore intestinale normale qui lui sont indispensables. La stimulation et l'éducation du système immunitaire se font grâce à une organisation très sophistiquée. L'intestin joue un rôle majeur pour l'immunité de toutes les muqueuses, que ce soit, le bouche, la région génitale, la muqueuse pulmonaire, oculaire, les muqueuses urinaires ainsi que la peau. Un mauvais système immunitaire intestinal peut être à l'origine de l'asthme, du psoriasis, de l'eczéma, des mycoses génitales à répétition, des mycoses buccales, voire des infections urinaires à répétition. Par exemple, un certain nombre de personnes souffrent d'écoulement nasal ou d'obstruction nasale permanente ou quotidienne. Cette obstruction le plus souvent, n'est pas liée à une allergie, comme on peut le penser souvent, mais à une inflammation intestinale de bas grade, ou inflammation silencieuse. Le reflexe consiste à prescrire une pulvérisation locale de corticoïdes, qui ont très peu d'effet sur cet écoulement nasal, strictement non allergique.

NOTRE SYSTEME IMMUNITAIRE S'EST CONSTRUIT SUR TROIS NIVEAUX.

Le premier niveau de défenses immunitaires, ce sont les barrières. Par exemple la barrière cutanée qui constitue la peau, la barrière intestinale qui est constituée de cellules intestinales avec deux pôles : un pôle tourné vers la lumière de l'intestin, et le second pôle tourné vers le sang. La barrière pulmonaire représentée par la muqueuse bronchique et alvéolaire. La rupture de la barrière intestinale s'appelle le *leaky gut syndrome*, ou hyperperméabilité intestinale. La particularité de l'intestin est qu'il contient **75 à 80 % de nos cellules de défenses immunitaires**. La perturbation de ce système immunitaire peut être à l'origine de la tolérance des cellules cancéreuses, y compris le cancer du sein. Ces cellules de défenses immunitaires une fois agressées par le passage d'un intrus dans la barrière intestinale, se mettent à fabriquer des molécules de l'inflammation, qui est le lit du cancer. Les conséquences de l'hyperperméabilité intestinale (*leaky gut*) sont : des allergies, des maladies auto-immunes, des maladies du foie, des maladies neurodégénératives, l'intestin irritable, les troubles de l'immunité.

Le second niveau de défense immunitaire, est **la réponse innée.** Le système immunitaire inné est propre à chacun d'entre nous, il va réagir en fonction de notre génome et reconnaître les cellules du « non-soi », c'est à dire toutes les cellules qui proviennent de l'extérieure de notre corps. C'est en particulier, les virus, les champignons, les bactéries et certains aliments.

Le troisième niveau de défense immunitaire, c'est **la réponse adaptative.** Le système immunitaire fabrique des anticorps. Il faut donc absolument protéger nos barrières pour éviter d'initier le cancer du sein. Les cellules immunitaires communiquent entre elles en fabriquant des molécules qu'on appelle des cytokines. Nous pouvons agir sur ces cytokines en apportant des aliments anticancers, qui vont moduler la réponse inflammatoire et éteindre le message des cellules cancéreuses. En dehors des phyto-estrogènes, des lignanes, et des bonnes graisses que nous avons déjà vues, il existe un certain nombre de végétaux et de condiments qui peuvent éteindre le message du cancer du sein.

LES SYMPTÔMES QUI DOIVENT NOUS ALERTER SUR LA PERTURBATION DE LA FLORE INTESTINALE ET SUR L'HYPERPERMEABILITE INTESTINALE

Les symptômes à surveiller sont :

- La lourdeur de l'estomac après le repas,
- Douleur de l'estomac,
- Régurgitations,
- Remontées acides,
- Ballonnements,
- Crampes abdominales
- Haleine putride,
- Des selles collantes,
- Selles diarrhéiques,
- Constipation,
- Des gaz malodorants,
- Mycoses génitales et digestives
- Infections à répétition
- Hypersudation, en particulier nocturne
- Susceptibilité aux allergies, Eczéma, Psoriasis, Asthme
- Fatigue
- Nervosité
- Des toilettes sinistrées par une odeur insoutenable à votre passage.
- Fibromyalgie, syndrome de fatigue chronique,

- Maladies inflammatoire chroniques, Polyartrite rhumatoïde, Maladie de Crohn, rectocolite hémorragique, colites microscopiques, sclérose en Plaques ...diabète de type II.

On peut explorer le tube digestif :

- Par une **analyse des selles** ou fécalogramme : flore intestinale, résidus digestifs, qualité des sels biliaires, enzymes pancréatiques.
- On peut aussi explorer la **perméabilité intestinale** par certains tests d'absorption de gros sucres, comme le mannitol et le lactitol.
- La recherche d'anticorps contre les aliments que nous consommons, les IgG alimentaires.
- Les métabolites organiques urinaires ou *MOU,* qui constituent les produits de dégradation des bactéries de notre intestin qui passent dans nos urines. En prélevant ces urines pour les analyser on peut savoir ce que font certaines bactéries dans notre intestin.
- L'analyse moléculaire du microbiote intestinal ARN 16S est en plein développement avec des premiers résultats très prometteurs.
- Des méthodes plus sensibles ont été développées mais ces examens sont très couteux et d'interprétation complexe.

Ce chapitre sur le microbiote (ou flore intestinale) qui va suivre est destiné aux initiés qui veulent avoir quelques connaissances sur la flore intestinale. Un sujet faisant encore l'objet de nombreuses recherches.

Pour les non-initiés, je vous invite à passer au chapitre V

LE MICROBIOTE OU FLORE INTESTINALE

La flore intestinale ou microbiote peut être comparée à un terreau dans lequel la santé d'un individu prend corps. En effet un microbiote de bonne qualité va influencer positivement la santé de l'individu, alors qu'une mauvaise flore va perturber la barrière intestinale et le système immunitaire. La perturbation de la barrière intestinale et de l'immunité, sont à l'origine des maladies chroniques (diabète, Hypertension, allergies, asthme, rhumatismes diverses, maladies cardiovasculaires, Sclérose en Plaques, maladies neurologiques dégénératives, Alzheimer, démences, Parkinson...), ainsi que des cancers. Il est donc indispensable de préserver sa flore intestinale pour éviter ces maladies chroniques et les cancers. Une meilleure flore intestinale est à l'origine d'un meilleur système immunitaire et d'une excellente protection contre les cancers et les maladies chroniques.

Pour être plus complet, nous abordons ce chapitre sur le rôle de la flore intestinale ainsi que l'intérêt des probiotiques et des prébiotiques, sur cet équilibre microbien indispensable.

Actuellement, certaines espèces de bactéries, les plus nombreuses ne sont pas cultivables par les méthodes actuelles. D'autres espèces de bactéries de notre flore intestinale ne sont pas encore découvertes. C'est à l'heure actuelle un sujet très mal connu.

En prenant en compte le nombre d'espèces observées en une fois, le calcul de *coverage* selon GOOG, (*Good JJ. The population frequencies of species and the estimation of population parameters. Biometrica1953 ; 40 : 137-64)* avait indiqué que jusqu'à **quatre cents espèces différentes** pourraient composer la flore intestinale de l'homme, faisant de l'intestin de l'homme l'un des écosystèmes microbiens les plus diversifiés. Ce chiffre a dès lors toujours été repris sans jamais avoir été vérifié expérimentalement. Seules vingt- cinq à quarante espèces composeraient cependant la flore dominante d'un individu parfois dite autochtone ou active. *(Benno Y, Endo K, Mizutani T,Namba Y, Komori T, Mitsuoka T. Comparison of fecal microflora of elderly person in rural and urban areas of Japan. Appl Environ Microbiol 1989 ;55 :1100-5.)*

- Chaque flore fécale présente une diversité d'espèces qui lui est propre ;

- La flore intestinale des différents individus n'a en commun que très peu d'espèces (une seule espèce commune à quatre flores fécales) ;
- Plus de 80% d'espèces moléculaires observées n'ont pas de représentant dans les collections de souches actuelles, pouvant ainsi correspondre à des micro-organismes non encore cultivés.

On a observé récemment que les flores intestinales des sujets âgées semblent héberger une diversité d'espèces plus large que celles d'adultes sains. Il en va de même de la flore fécale de patients atteints de Maladie de Crohn, une maladie inflammatoire de l'intestin. Il faut noter que les méthodes actuelles ne permettent pas de détecter toutes les espèces présentes dans l'intestin. D'après travaux et les publications de Joël Doré, Lionel Rigottier-Gois, INRA, Unité d'Ecologie et de physiologie du système Digestif, CRJ, Jouy-en-Josas, France.

Notre flore intestinale interagit avec toutes nos cellules, notamment par le biais du système immunitaire, et par les métabolites produits par la fermentation. Cette interaction de notre flore intestinale avec nos cellules peut être bénéfique ou pathologique, en fonction du statut nutritionnel.

Dans la flore digestive du côlon, on distingue une flore endogène résidente ou autochtone et une flore de transit ou allochtone.

La flore endogène ou autochtone comprend l'ensemble des espèces microbiennes présentes de façon permanente dans l'écosystème du tube digestif. Ces espèces ont colonisé l'intestin et sont capables de se multiplier dans cet environnement. Ces souches sont isolées dans la flore de façon répétée sur une longue période et sont caractéristiques d'un individu. Elles interagissent avec nos cellules et le système immunitaire.

Les espèces bactériennes en transit ou à pouvoir d'implantation transitoire correspondent à la **flore allochtone ou flore de passage** ; ces souches ne sont retrouvées que dans un laps de temps court dans le tube digestif. Ces espèces bactériennes proviennent de l'alimentation et appartiennent à différents genres bactériens. Parmi ces espèces en transit figurent les probiotiques qui pour la plupart ne colonisent pas le tractus digestif mais survivent au cours du transit (Bourlioux P, Koletzko B, Guarner F, Braesco V. The intestine and its microflora are partners for the protection of the host : report on the Danone symposium The intelligent intestine ». Am J Clin Nutr 2003; 78: 675-83) (Guarner F, Malagelada JR. Gut flora in health and disease. Lancet 2003 ; 360 : 512-9). La capacité d'une espèce bactérienne à coloniser et persister dans le milieu colique est la conséquence d'interactions complexes des bactéries avec leur hôte et des bactéries avec d'autres bactéries. La capacité à adhérer au mucus intestinal et aux cellules de l'intestin, de même que les capacités de dégrader des substrats, peuvent influencer la capacité à coloniser et la persistance d'une souche dans l'intestin. Les études récentes ont montré que les bactéries colonisatrices sont capables de dialoguer avec nos cellules et d'adresser des signaux capables de moduler l'expression des gènes afin de créer un environnement favorable à leur implantation. On considère qu'une flore identique à celle de l'adulte est atteinte vers l'âge de 2 ans (Mackie R, Sghir A, Gaskins HR. Developmental microbial ecology of the neonatal gastrointestinal tract. *Am J Clin Nutri* 1999; 69: 1035S-45S.).

La modification de la flore intestinale peut altérer la barrière intestinale en favorisant la colonisation par les germes résistants et être responsable des pathologies inflammatoires chroniques, et à long terme de la perturbation du système immunitaire et des cancers. Nous pouvons lire les publications de : *Anne Collignon du service de Microbiologie, Hopital jean – Verdier, Assistance Publique Hôpitaux de Paris et Département de Microbiologie ; et Marie-José Butel Département de Microbiologie, Faculté de Pharmacie, Université Paris-V, France.*

COMMENT PEUT-ON AGIR SUR NOTRE FLORE INTESTINALE ET LA STIMULER ?

On peut agir et modifier ces différents facteurs. D'après les travaux et publications de Philippe Marteau Service de Gastroentérologie, Hôpital Européen Georges Pompidou, et Université Paris-V, Paris, France.

Plusieurs facteurs peuvent avoir un impact sur notre flore intestinales. Chaque individu possède sa propre flore intestinale qui est plus ou moins définitive. **C'est une sorte de signature génétique.**

1-Les facteurs abiotiques : L'acidité gastrique, les secrétions biliaires, pancréatiques, intestinales, le mucus, et les défensines.

2-les facteurs alimentaires

4-Les 3-Les antibiotiques et les purges

5-Les probiotiques.

1- LES FACTEURS ABIOTIQUES

L'acidité de l'estomac constitue un facteur de défense contre la colonisation du tube digestif. Le risque d'infection intestinale est augmenté en cas d'achlorhydrie (absence ou insuffisance de sécrétion de l'acide chlorhydrique qui constitue le suc gastrique) ou de traitement par les antisécrétoires (médicaments de l'ulcère d'estomac). La résistance à l'acidité est différente selon les bactéries, et certaines comme les probiotiques sélectionnés survivent dans l'estomac. Les acides biliaires ont aussi des propriétés antimicrobiennes exercées sur les membranes bactériennes. Certaines études montrent que le suc pancréatique pourrait aussi avoir un rôle antimicrobien.

Les autres sécrétions digestives jouent manifestement un rôle dans la protection de l'organisme, c'est le cas des mucus, gastrique, intestinal grêle, et colique. Mais leur rôle est partiellement connu. La flore intestinale peut modifier la composition de ce mucus, en le dégradant partiellement, mais aussi en influençant sa synthèse. C'est le cross-talk ou échange d'information entre la flore intestinale et la muqueuse digestive. Le mucus forme une barrière physique à la surface de l'épithélium, mais concentre aussi dans son réseau de mailles, de nombreuses substances antimicrobiennes, comme les immunoglobulines A (IgA) sécrétoires. Le mucus piège également certaines bactéries.

Les défensines sont des peptides (protéines) antimicrobiens secrétés dans les cryptes intestinales par les cellules appelées cellules de Paneth. Ils agissent en détruisant la membrane bactérienne. Ils sont actifs sur certaines bactéries comme *Escherichia coli, Listéria monocytogenes, Salmonella et Candida albicans.* Leurs actions sur la flore saprophyte n'est pas connue. *(Ganz T. Defensins : antimicrobial peptides of innate immunity. Nat Rev Immunol 2003 ; 3 : 710-20)*

La perturbation du système immunitaire influence la composition de la flore intestinale.

La motricité de l'intestin influence la localisation de la flore dans différents segments de l'intestin.

2- LES FACTEURS ALIMENTAIRES

L'écosystème du côlon distal (côlon gauche) de l'homme et la flore fécale sont très stables dans les conditions physiologiques et apparaissent indépendants de l'alimentation.

L'écosystème du côlon proximal (côlon droit) a été nettement moins étudié chez l'homme du fait de son accessibilité difficile ; il se distingue de l'écosystème du colon gauche (distal) car il reçoit encore beaucoup d'oxygène et beaucoup de nutriments venus de l'extérieur. Les travaux ont montré son originalité et son instabilité d'un jour à l'autre.

3- ANTIBIOTIQUES

De nombreux antibiotiques utilisés dans le traitement des infections, ou dans l'élevage, influencent la flore intestinale. Ces antibiotiques peuvent la modifier en favorisant l'émergence des souches résistantes et des champignons. C'est la dysmicrobiose intestinale ou dysbiose intestinale. Ces antibiotiques peuvent diminuer la capacité de fermentation, responsable de diarrhées importante ou détruire la barrière intestinale en favorisant certains germes pathogènes comme *Clostridium difficile.*

4- LES PREBIOTIQUES ET SYMBIOTIQUES

Les prébiotiques sont des « ingrédients alimentaires non digestibles qui stimulent de manière sélective, au niveau du côlon, la multiplication ou l'activité d'un ou d'un nombre de groupes bactériens susceptible d'améliorer la physiologie de l'hôte » (Gibson GR, Roberfroid MB. Dietary modulation of the human colonic microbiota: introducing the concept of prebiotics. *J Nutr* 1995 ; 30 : 675-80.). Les groupes bactériens concernés sont les bifidobactéries (on parle d'effet bifidogène). C'est le plus souvent le fructo-oligosaccharides (FOS), oligofructose, ou l'inuline. Ces prébiotiques ont pour but d'augmenter la production de bifidobactéries, qui ont un effet positif sur l'intestin et sur la santé en général. Dans une population caucasienne européenne, un enfant nourri au sein présente une flore dominante en bifidobactéries, tandis qu'une personne âgée a une flore pauvre en bifidobactéries. Les prébiotiques sont souvent utilisés pour améliorer les troubles digestifs, comme la constipation. On les utilise aussi pour augmenter l'absorption du calcium dans l'intestin, car les prébiotiques augmentent la protéine porteuse du calcium. Certains auteurs les préconisent dans la prévention du cancer du côlon, mais les niveaux de preuves ne sont pas suffisants. Par contre l'excès de prébiotiques peut avoir un effet osmotique dans l'intestin tant qu'ils ne sont pas métabolisés. Ils vont augmenter le débit d'eau dans l'intestin et peuvent induire des gaz, des ballonnements, une augmentation de bruits abdominaux, et parfois une diarrhée. La fermentation excessive peut entraîner des douleurs abdominales.

Certains préconisent de donner les prébiotiques à la suite des probiotiques, dans l'hypothèse de prolonger l'action bifidogène des probiotiques dans l'intestin.

Les Meilleures prébiotiques pour améliorer la flore intestinale et l'inflammation sont :

- Le topinambour est le plus important des prébiotiques
- Le panais
- Le salsifis
- Le navet
- La chicorée non torréfiée (la racine des endives)
- Les asperges
- L'oignon
- L'ail
- Les pommes de terre cuites puis refroidies

Les symbiotiques sont un mélange de prébiotiques et des probiotiques. Le but est de favoriser la multiplication des probiotiques dans l'intestin. On pense que les probiotiques vont se nourrir des prébiotiques pour proliférer. Certaines études remettent en cause cette hypothèse. La consommation simultanée d'inuline et de bifidobactéries n'augmente pas l'excrétion fécale de bifidobactéries, en comparaison avec l'ingestion des bifidobactéries seules. (Bouhnik Y, Flourié B, Andrieux C. Effects of bifidobacterium sp fermented milk ingested with or without inulin on colonic bifidobacteria and enzymatic activities in healthy humans *Eur J Clin Nutr 1996; 50: 269-73.)*

5- LES PROBIOTIQUES

Les probiotiques selon la définition de Fuller en 1991, sont « des microorganismes ajoutés à l'alimentation et influençant de manière bénéfique l'hôte en améliorant l'équilibre de sa flore intestinale ». Les probiotiques sont souvent des bactéries ou des levures vivantes (par exemple *Saccharomyces boulardii* ou ULTRALEVURE®. Ils sont présents dans les produits laitiers fermentés. Certaines probiotiques des produits laitiers fermentés, comme *Lactobacillus plantarium NCIB 8826* ont une survie très importante dans les selles avec des concentrations élevées.

Les probiotiques sont habituellement excrétés en quelques jours après leur ingestion dans les selles, ce qui témoigne de l'absence de colonisation durable. Certaines études ont montré la persistance prolongée, chez quelques sujets, de souches probiotiques dans les selles ou surtout sur la muqueuse intestinale. Johanson et son équipe ont fait ingérer à des sujets volontaires sains une soupe contenant dix-neuf différents lactobacilles et observé que, onze jours après l'arrêt de la consommation de ce produit, deux souches de *Lactobacillus plantorium (Lp299 et Lp299v)* étaient toujours présentes sur les biopsies prélevées au niveau du jéjunum ou du rectum.

Les probiotique ont des modes d'actions qui diffèrent en fonction des souches. Ils peuvent exercer des effets directs sur le chyme (suc intestinal), sur la flore intestinale, sur la muqueuse intestinale par action direct sur les cellules intestinales (entérocytes), ou sur le système immunitaire. Ils peuvent moduler l'écosystème intestinal. Certaines études montrent une efficacité de probiotiques dans la stimulation du système immunitaire, et dans l'amélioration de certaines pathologies.

Pour ne pas faire n'importe quoi, il faut choisir les souches de probiotiques brevetées comme par exemple les souches **NCFM® et Bl-03.**

QUELS SONT LES EFFETS POSITIFS DES PROBIOTIQUES DANS L'ORGANISME ?

PROBIOTIQUES, GROSSESSE et PRISE DE POIDS

- Une étude finlandaise portant sur 256 femmes, réparties en 3 groupes, du premier trimestre de la grossesse à 1 an après l'accouchement. Le premier groupe a reçu des conseils alimentaires pour maintenir un poids normal, le second groupe a eu les mêmes conseils, plus les probiotiques contenant *Lactobacilus et bifidobacterium BB12*, et le dernier groupe, n'a reçu ni conseils, ni probiotiques,

- Dans le groupe sans conseils, on a noté une prise de poids chez **40 %** des femmes

- Dans le groupe avec conseils seuls, la prise de poids concernait **43%** des femmes

- Dans le groupe conseils et probiotiques, la prise de poids n'a été que de **23%**

- Résultat spectaculaire sur la prise de poids

- L'équipe finlandaise a également démontré l'amélioration du contrôle glycémique pendant la grossesse,

- **13% de diabète gestationnel** dans le groupe traité **par probiotiques**, contre 35**% dans groupe contrôle**

RÔLE ANTIMICROBIEN

- Protection contre les agressions microbiennes, virus, bactéries, champignons. Un enfant allaité plus de 4 mois présente mois d'infections récidivantes. Les bactéries fabriquent des BACTERIOCINES.
- Dans les infections gastro-intestinales, on a noté l'amélioration des taux d'éradication de *Helicobacter pilori* (une bactérie responsable des ulcères et des cancers de l'estomac) par la trithérapie grâce un yaourt contenant des lactobacillus et des *bifidobacteriums*, ce qui a donné l'idée d'utiliser le *bifidobactérium*, pour combattre l'infection. Cette suggestion fait son chemin, non seulement comme traitement adjuvant, mais comme prophylaxie, sans oublier la lutte contre l'effet néfaste de cette trithérapie dans la flore intestinale.

RÔLE ANTIINFLAMMATOIRE DANS L'INTESTIN

- *Bifidobacterium bifidum* et *Lactobacillus acidophiles* réduisent significativement l'inflammation du côlon. Certains probiotiques exercent une puissante action anti inflammatoire.

INTERÊT DANS LES TROUBLES FONCTIONNELS INTESTNAUX

Le Syndrome de l'intestin irritable se caractérise par des symptômes connus : ballonnements, gaz, douleur abdominale, diarrhée et constipation, alternance diarrhée et constipation, diarrhée occasionnelle. Le syndrome touche 15 à 20 % de la population est prédominant chez les femmes. L'alimentation, la génétique, les facteurs psychosociaux, et une hyperperméabilité intestinale, sont les principaux responsables des symptômes. L'administration des probiotiques de façon régulière et en quantité suffisante, améliore ces symptômes, et renforce les défenses immunitaires. *L.plantarum et L.acidophilus* ont réduit la douleur abdominale de 55% *L.plantarum et B.longum* agissent en réduisant les gaz, régulent le transit et modulent l'immunité. Le *Bifidobacterium infantis*, réduit les douleurs et les ballonnements.

LES MALADIES INFLAMMATOIRES CHRONIQUES INTESTINALES

La Rectocolite ulcéro-hémorragique, la Maladie de Crohn, sont caractérisées par une inflammation chronique, des ulcérations, entraînant, douleurs abdominales, diarrhée ; hémorragies, ballonnement. La RCH serait liée à une perturbation de l'assimilation des protéines soufrées. La muqueuse est colonisée par les *E. Coli*. L'adhésion de ces bactéries sur la muqueuse est possible grâce à l'expression d'une molécule (le récepteur CEACAM6).

L'interaction entre *E. Coli* et ce récepteur favorise la colonisation anormale induisant une inflammation chronique.

L'hyperperméabilité intestinale est la conséquence majeure des maladies inflammatoires chroniques intestinales ou MICI. Elle génère le passage des pathogènes, d'allergènes, et de produits toxiques dans l'organisme. Ce passage va entraîner une inflammation chronique, avec rupture des jonctions serrées de la barrière intestinale, et production des anticorps.

Les probiotiques agissent à la fois sur l'hyperperméabilité intestinale et diminuent l'inflammation, tout en modulant l'immunité. Ils augmentent la production d'acide gras à chaines courtes dont le butyrate, assurant l'apport énergétique des cellules du côlon, ce qui permet de renforcer la barrière intestinale.

CANCER DU COLON

Des études indirectes ont montré l'efficacité des probiotiques dans la prévention contre le cancer du côlon, on ne connaît pas le mécanisme. On suppose que c'est l'action des acides gras volatiles (butyrate, propionate et acétate), libérés par la fermentation de certaines fibres dans le tube digestif, qui ont un rôle anticancéreux puissant.

INFECTION UROGENITALE CHEZ LA FEMME

De nombreuses souches de Lactobacillus sont utilisées pour traiter les infections vaginales et du tractus urinaire. Leur adhérence aux muqueuses limite la croissance des germes pathogènes. La microflore urogénitale d'une femme en bonne santé comporte 50 espèces microorganismes, et l'infection urogénitale coïncide avec une perturbation de la microflore commensale dans le vagin en particulier une perte des Lactobacilles. *L. acidophiles* inhibe la croissance d'E.Coli pathogène. Les probiotiques peuvent repousser et tuer les germes pathogènes comme Gardenella Vaginalis et E.Coli

CARIES DENTAIRES

- La bactérie *Streptococcus mutans* est responsable de carie dentaire chez l'homme. *L.rhamnosis GG* montre une efficacité contre ce pathogène en double aveugle versus placebo.

AUTRES INDICATIONS

- Pancréatite aiguë, Mucoviscidose, encéphalopathie hépatique, syndrome de fatigue chronique, Dyspepsie non ulcéreuse.

- E.*Coli*, différentes espèces de *bifidobacterium* préviennent la colonisation de la muqueuse intestinale par *E Coli pathogène.*

- Clostridium difficile : un probiotique comme *Lactobaccillus rhamnosus GG* agit favorablement sur les diarrhées à *clostridium difficile*, ainsi que *Lactobacillus Planterium et saccharomyces boulardii (Ultralevure)*

PROTECTION CONTRE LES ALLERGIES

- **En effet 70 à 80 % du système immunitaire de l'homme se trouve dans son tube digestif, le reste dans le thymus, la moelle osseuse, le système ganglionnaire, la peau.** La flore intestinale via plusieurs cytokines permet de stimuler le système immunitaire et protéger contre les allergies. Activation des lymphocytes T, stimulation de l'équilibre TH1/Th2 (deux réponses différentes du système immunitaire). Lorsque le système immunitaire est mal orienté, il peut reconnaître un aliment comme un danger et déclencher un choc anaphylactique, ou des phénomènes auto-immuns. Les bactéries Lactiques comme *Lactobacillus et Bifidobacterium* fournissent des signaux activant les lymphocytes Th1 en suffisance pour corriger l'excès des lymphocytes Th2 générant l'allergie.

- L'administration de deux probiotiques pendant deux mois pour des enfants nourris exclusivement au sein et souffrant **d'eczéma atopique,** améliore la peau de ces enfants par rapport au groupe contrôle.

- Des nombreuses études confirment l'intérêt des probiotiques dans la **dermatite atopique** et dans **l'atopie** (terrain allergique de naissance) de manière générale. Lactobacillus fermentum protège également contre la dermatite atopique.

- L'administration de Lactobacilus GG, pendant la grossesse et l'allaitement durant les 6 premiers mois, réduit le risque de dermatite atopique (eczéma allergique) jusqu'à 4 ans après la naissance. On note aussi dans ce cas précis une diminution de la sévérité de la dermatite atopique, chez les enfants allergiques au lait de vache.

L'ANTIBIOTHERAPIE

- L'antibiothérapie détruit la flore intestinale et retarde l'apparition d'une flore protectrice.

LA VACCINATION

- Certaines études ont monté un lien entre l'asthme et une vaccination précoce 1 à 2 mois. La vaccination peut influencer et orienter le système immunitaire, vers une voie pro-inflammatoire, et modifier la flore intestinale.

RÔLE DE NUTRITION/ABSORPTION DES NUTRIMENTS

- La fermentation des fibres alimentaires non digérée, l'hydrolyse des lipides non digérés et la dégradation des protéines, favorisent la synthèse des vitamines du groupe B (sauf la B9) et la vitamine K.

OBESITE ET FLORE INTESTINALE

- Les bactéries de la flore intestinale jouent un rôle important dans l'absorption des nutriments et dans le contrôle de la production énergétique. La flore intestinale de l'obèse est de très mauvaise qualité, du fait d'une alimentation inadaptée. Cette flore est pro-inflammatoire et l'obèse présente une **hyperperméabilité** abdominale, qui favorise les maladies inflammatoires et chroniques, voire le diabète.

CONSTIPATION

- Les probiotiques favorisent la fermentation des fibres non digérées comme l'inuline, le fructo-oligosaccharide (FOS), et permetent d'augmenter la production d'AGCC (acides gras à chaînes courtes), et d'acidifier le milieu, activant le péristaltisme intestinal et accélérant le transit. Les probiotiques améliorent les troubles digestifs en 15 jours. L'administration de *Lactbacillus rhamnosus* et *Propionibacterium freudenreichii*, ont démontré leur efficacité.

DIARRHEE

- Les probiotiques protègent le tube digestif contre certaines diarrhées, par exemple **la TOURISTA**, intérêt évoqué au début des années 1990.Ils sont aussi utilisés pour réduire la durée des diarrhées saisonnières et calmer rapidement les symptômes. Les probiotiques protègent l'intestin contre la diarrhée des antibiotiques. L'utilisation des antibiotiques, détruit la flore intestinale et favorise la prolifération des germes pathogènes comme, Clostridium difficile, et *E.coli*.
- Lactobacillus GG, permet, d'aider à la production d'anticorps IgM, et IgA, dirigée contre le **Rotavirus** (virus de gastroentérite sévère du nourrisson).

DIARRHEE POST ANTIBIOTIQUES

- Seulement 10 à 20 % des cas de diarrhée associée aux antibiotiques sont causés par une infection à

Clostridium difficle. Parmi les autres germes responsables, on compte *Clostridium perfringens, Staphylococcus aureus, Klebsiella oxytoca, salmonelles, et Candida.* Plusieurs souches de pro biotiques ont été testées : Lactobacillus acidophiles, L bulgaricus, B longum, Enterococcus faîteaux, et Saccharomyces boulardii ULTRALEVURE®.

INDICATIONS DES PROBIOTIQUES

- DiarrhéeConstipation
- Ballonnements, gaz
- En post antibiothérapie
- Allergies
- Asthme
- Psoriasis
- Eczéma
- Diabète
- Maladies auto-immunes
- Maladies inflammatoires chroniques

- Maladie de CROHN
- Rectocolite hémorragique
- Prévention contre les cancers
- Post opératoire
- Cancer du colon
- Post chimiothérapie
- Syndrome du côlon irritable
- Rhumatismes chroniques
- Syndrome de fatigue chronique
- Stress
- Dépression
- Maladies cardiovasculaires
- Maladies d'Alzheimer, Parkinson
- Après antibiothérapie
- Après diarrhée aigüe

EN SOMME POUR LE CHAPITRE IV

Le rôle de l'intestin dans la prévention des cancers.

Nous pouvons lutter contre les cancers en protégeant notre intestin. En réalité 80 % des cellules de défense immunitaires se trouvent le long de l'intestin. C'est dans l'intestin que l'on fabrique les hormones du sommeil comme la mélatonine et les hormones calmantes comme la sérotonine, mais aussi toutes les hormones de stress. C'est aussi dans l'intestin qu'on initie certaines dépressions.

On sait maintenant que le microbiote de l'intestin est en échange permanent avec le microbiote du sein. Les études très récentes prouvent que le sein possède son propre microbiome, de telle sorte que toute perturbation du microbiote de l'intestin va entraîner la perturbation du microbiote du sein et peut générer le cancer mammaire.

Les barrières superficielles muqueuses permettent la symbiose hôte/microbe et en raison de sa sensibilité aux agressions environnementales constantes, doivent être rapidement réparées pour rétablir l'homéostasie. Une fois ces barrières endommagées, les microbes peuvent influencer les réponses immunitaires aux tumeurs provoquant des microenvironnements pro-inflammatoires ou immunosuppresseurs. À cet égard, le mécanisme par lequel les bactéries intestinales peuvent favoriser le cancer du sein est l'inflammation chronique, qui est associée au développement de tumeurs.

La flore intestinale ou microbiote influence le métabolisme des œstrogènes en les rendant plus agressives ou plus abondantes, ce qui entraîne leur toxicité.

Ce microbiote est sous l'influence de notre alimentation et des antibiotiques, médicaments et toxiques environnementaux. Il influence les traitements du cancer. Il inter agit avec les médicaments de la chimiothérapie, de la radiothérapie et de l'hormonothérapie anticancéreuse du sein.

Notre système immunitaire sait combattre les cellules cancéreuses, mais bien souvent le mauvais état de notre microbiote intestinal perturbe nos défenses immunitaires.

Pour protéger l'intestin, il faut mieux mastiquer nos aliments pour permettre aux enzymes digestives de faire leur travail. Manger lentement et sans stress. Il vaut mieux sauter un repas que manger dans le stress. Pour les sujets ayant les problèmes de dentition :

- *Il faut manger lentement et bien mastiquer.*
- *Manger plutôt cuit (à la vapeur)*
- *Manger sous forme moulue (soupe, purée, viande hachée)*
- *Pour la suppléance, il faut prendre les enzymes digestives d'origine mycélienne (extraites de champignon) et des sels biliaires en fin de repas.*

- *Pour la stimulation des sécrétions, il faut prendre des substances cholagogues comme l'artichaut, le curcuma, le chardon marie.*
- *Pour la protection de la paroi gastrique, un extrait d'orge ou le Greenmagma. (Professeur Castronovo Belgique)*

Pour renforcer notre intestin on a besoin d'apporter des prébiotiques qui sont des fibres non fermentescibles comme l'inuline contenue dans la racine des endives. Le topinambour est le plus important des prébiotiques. Les autres sont :

- *Le panais,*
- *Le salsifis,*
- *Le navet*
- *La chicorée non torréfiée (la racine des endives)*
- *Les asperges*
- *L'oignon*
- *L'ail*

En cas de troubles digestifs comme la constipation, la diarrhée, les ballonnements, les douleurs, ou les gaz, il faut apporter de façon régulière des probiotiques par cures de 1 à 3 mois. Les probiotiques sont des bactéries vivantes utilisées pour stimuler le système intestinal et traiter certaines maladies. Ces probiotiques ont un rôle très important dans l'organisme, ils améliorent plusieurs troubles et renforcent les défenses immunitaires.

Les enfants nourris au biberon ou nés par césarienne ont plus de difficulté à se constituer une flore équilibrée. On a besoin d'une flore intestinale (microbiote) équilibrée pour lutter contre les maladies chroniques et les cancers. Cette flore intestinale équilibrée va entraîner la fabrication des acides gras volatiles, butyrate, acétate, propionate, qui protègent contre les cancers en protégeant notre code génétique des attaques extérieures. Les sirtuines par exemples sont synthétisées par ces mécanismes et participent au maintien du code génétique.

Enfin, il faut se supplémenter en probiotiques pour stimuler le système immunitaire et protéger notre barrière intestinale. Dans ce cas, il faut préférer les probiotiques brevetés dont on a étudié tous les effets bénéfiques, comme par exemple les ***souche L. Acidophilus NCFM® et B. Lactis Bl-07®.***

Très récemment les postbiotiques ont fait leur apparition. Ce sont des bactéries pasteurisées comme AKKERMANSIA MUCINIPHILA, efficaces dans la protection des fonctions barrières intestinales, dans la réduction de l'obésité ainsi que des risques cardiovasculaires et métaboliques.

CHAPITRE V

PRISE EN CHARGE GLOBALE ET CONSEILS PRATIQUES

I-QUEL EST LE RÔLE DE L'ACTIVITE PHYSIQUE DANS LA PREVENTION DES CANCERS ?

Pratiquer un exercice physique quotidien est le meilleur moyen de lutter contre la prise de poids, mais aussi contre les maladies chroniques, et les cancers. L'exercice physique permet de transpirer et d'éliminer une partie des produits toxiques accumulés dans les cellules graisseuses. L'activité physique ne se limite pas qu'au sport mais à tous les actes de la vie quotidienne qui permettent de se déplacer d'un point à l'autre : jardinage, ménage, randonnées, marche, et vélo. Cette activité physique ne doit pas être trop intense, pour éviter l'oxydation des tissus, mais ludique pour qu'elle soit renouvelée plus facilement sans appréhension ni contrainte.

Les études démontrent que l'activité physique permet de réduire le risque de cancer du sein, mais aussi celui du côlon, de l'endomètre, du poumon, et de la prostate. L'activité physique protège des cancers avant la ménopause, mais plus encore après la ménopause. Les patients souffrant de cancer doivent continuer à pratiquer une activité physique, qui protège contre les récidives et la progression de la maladie. On observe d'autres effets bénéfiques comme la sécrétion de l'hormone de croissance, l'amélioration du sommeil, la baisse de la fatigue et le bien-être.

Pour avoir tous ses effets positifs, l'activité physique doit être endurante, plus de 30 minutes de marche rapide par jour, jusqu'à transpirer ou 10 à 20 minutes intenses par jour. On peut faire des cycles courts de piétinement rapide sur place de deux minutes, suivis d'un repos de deux minutes, puis reprise au même rythme pendant dix minutes intenses. Pendant les périodes de repos, il faut reprendre une activité longue d'au moins trente minutes. Vélo, marches, montées des escaliers, sont des activités qui comptent aussi. Mais la régularité est plus efficace que l'intensité dans la prévention des cancers et des maladies chroniques. Par ailleurs l'activité physique stimule le système immunitaire.

Selon les études de cohorte de population, le pourcentage de diminution du risque de cancer du sein est estimé à 20 %, pour les femmes qui bougent le plus, par rapport à celles qui sont moins actives. La diminution de cancers est 21 % dans les cancers de l'endomètre et de 17 % pour le côlon. D'autres cancers sont aussi améliorés par l'activité physique.

En revanche, **certains cancers sont initiés ou accélérés par l'absence d'activité physique** selon les études internationales. C'est le cas des cancers du sein 21 % et de l'endomètre 26 % et du côlon 20 % chez la femme.

L'activité physique doit se poursuivre pendant et après les traitements du Cancer du sein. C'est ainsi qu'une méta-analyse (1) a montré qu'une activité physique pratiquée avant et après le diagnostic du cancer du sein est associée à une réduction de la mortalité globale, respectivement de 18 et 41 %. On observe aussi une réduction de 34 % du risque de mortalité par cancer du sein, mais uniquement lorsque l'activité physique est pratiquée après le diagnostic. Le taux de récidives est diminué de 24 % lorsque l'activité physique est pratiquée après le diagnostic.

Ibrahim EM, AL-Homaidh A. Physical activity and survival after breast cancer diagnosis: meta-analysis of published studies. Medical oncology (Northwood, London, England). 2011 Sep ; 28(3) :753-65(2)

II-APPROCHE NUTRITIONNELLE POUR DIMINUER LE RISQUE DU CANCER DU SEIN

En consommant de graines de lin et du soja. Trois cuillères à soupe de grains de lin broyés par jour.

Le Diminuer la consommation d'aliments sucrés. Ceux dont le sucre a été volontairement ajouté, pour améliorer leurs goûts. Vérifier si les soupes de légumes ne contiennent pas de sucre rajouté.

Agir sur l'équilibre entre les graisses saturées et les graisses polyinsaturées. En réduisant viandes grasses venant des animaux gavés artificiellement par des aliments transformés et des mélanges non conformes à leur alimentation de base. Augmenter les graisses polyinsaturées, huiles de colza, lin, noix, du beurre venant des animaux de pâturage. Ne pas oublier quelques huiles pharmaceutiques comme l'huile de bourrache et d'onagre en petite quantité.

Il faut optimiser le statut en Oméga 3 en apportant du poisson gras de mer froide. Thon et saumon (parfois pollués de métaux lourds), flétan, hareng, maquereaux, sardine, anchois, anguille. Ne pas oublier d'apporter des omégas 3 végétaux essentiellement huile de colza, de noix et l'huile de lin.

Consommer aussi un acide gras monoinsaturé comme l'huile d'olive première pression à froid.

Avoir une alimentation riche en légumes, avec apport de fruits, pour optimiser l'apport de vitamine B9 ou folates. Bien veiller au bon fonctionnement de son estomac par une bonne digestion et la bonne sécrétion par le bas de l'estomac du facteur extrinsèque, nécessaire à l'absorption de vitamine B12. En cas doute ne pas hésiter à vérifier ces vitamines par un dosage sanguin, à demander à son médecin.

La vitamine D est un puissant protecteur du cancer, en particulier le sein, la prostate, et le côlon. Des études montrent que les latitudes élevées, sont corrélées à une augmentation du risque de cancer du sein, de la prostate, de l'ovaire, du colon et de la maladie de Hodgkin. La vitamine D module le système immunitaire et limite la multiplication des cellules cancéreuses. S'exposer un peu au soleil, sans excès, et se supplémenter en vitamine D.

Il faut optimiser les phytoœstrogèneslin est une bonne source de lignanes, il module l'activité oestrogénique. Il contient 77 à 209 mg de *secoisolariciresinoldiglycoside (SDG)* par cuillère à soupe de graines entières et 56 à 152 mg par cuillère à soupe de graines moulues.

Les bactéries de l'intestin transforment ces graines de lin en **entérodiol** et **entérolactone,** formes actives qui sont anticancéreuses. Le rôle du microbiote (flore intestinale) est important pour transformer les lignanes des plantes en formes actives anticancéreuses. Elles ont des propriétés antioxydantes.

Bien prendre soin de sa flore intestinale par une alimentation riche et variée. Limiter les antibiotiques. Prendre des probiotiques et prébiotiques après une antibiothérapie.

La SDG a une action antioxydante équivalente à la vitamine E.

Entérolactone et entérodiol ont une action antioxydante équivalente à cinq fois celle de la vitamine E. Ces deux dérivés intestinaux des lignanes, participent à la prévention de cancers et de maladies cardiovasculaires.

Ces entérolignanes se lient aux récepteurs estrogéniques et diminuent le pouvoir cancérigène des estrogènes. *Touré A, Xueming X ,2010*

III-COMMENT PRENDRE EN CHARGE L'INFLAMMATION INTESTINALE, ORIGINE DE NOS MALADIES ET CANCERS ?

Le leaky gut syndrome ou hyperperméabilité intestinale est l'altération de la barrière intestinale avec passage des macromolécules alimentaires dans le système sanguin. Le passage de ces grosses molécules peut être authentifié par la présence des *immunoglobulines de type IgG* spécifiques dans le sang (ce sont des anticorps). C'est ainsi qu'on peut trouver les anticorps : lait de vache, œufs, fromage, gluten, amandes, noisettes, oranges, bref les aliments contenant des protéines végétales ou animales. Cette hyperperméabilité intestinale est le résultat d'une dislocation du ciment intercellulaire de la barrière intestinale, un peu comme le ciment qui lie les pavés d'une route. Il est important, voire indispensable de réparer ces lésions parce qu'elles seront plus tard à l'origine d'un dérèglement important du système immunitaire intestinal et du système immunitaire général. L'inflammation résultant du leaky gut syndrome, a souvent été citée comme cause potentielle, des maladies métaboliques, cardiovasculaires, diabète, des maladies dégénératives comme la Maladie d'Alzheimer, la Maladie de Parkinson, voire de cancers. En effet c'est par le biais du système immunitaire et l'inflammation que l'organisme va tolérer un certain nombre de cellules cancéreuses circulantes, qui seront à l'origine de tumeurs solides. Cette inflammation se développe à bas bruit, ce qui veut dire que nous n'en avons pas conscience, et nous ne la ressentons pas. On peut mesurer cette inflammation par le dosage de la *CRP Ultrasensible*, dont le résultat doit être inférieur à un milligramme par litre de sang. Au niveau vasculaire, le dosage du cholestérol, des *anticorps anti LDL oxydé,* peut être un moyen de mesurer le risque cardiovasculaire ainsi que *l'homocystéine*. Il faut donc considérer que l'inflammation à bas brut ou l'inflammation de bas grade, débute toujours dans l'intestin pour générer un dysfonctionnement du système immunitaire. Cette inflammation est aussi à l'origine des maladies cardiovasculaire, alors qu'on incrimine à tort le cholestérol qui est un simple épiphénomène. Malheureusement, ce système immunitaire altéré, ne peut plus nous protéger efficacement contre les processus du cancer. Notons en passant que le leaky-gut syndrome, se produit lorsque notre flore intestinale se modifie et dysfonctionne. C'est ce qu'on appelle la dysmicrobiose intestinale ou dysbiose. Cette dysbiose intestinale va laisser proliférer des bactéries ennemies, des champignons, et des virus, qui vont être à l'origine des premières molécules toxiques. D'autres phénomènes extérieurs comme les pesticides, les conservateurs, les antibiotiques, les perturbateurs endocriniens, les métaux lourds et biens d'autres molécules comme les médicaments vont aggraver cette inflammation intestinale. Cette dernière va engendrer la dislocation du ciment intercellulaire avec une pénétration directe de molécules toxiques à travers cette barrière intestinale, ce qui crée un lit favorable aux cancers et aux maladies graves.

COMMENT RETABLIR LA BARRIERE INTESTINALE ?

La **prise en charge du l'hyperperméabilité intestinale**, est complexe et nous n'avons pas encore tout compris. Pour une meilleure prise en charge, il faut optimiser quatre étapes. Professeur Vincent CASTRONOVO BELGIQUE

1. **Augmenter la tolérance immunitaire**. C'est-à-dire permettre au système immunitaire d'être moins violent dans la réponse à une stimulation extérieure. Pour cela il faut donner les probiotiques et la vitamine D qui est un puissant régulateur du système immunitaire et un anticancéreux. Pour être efficaces les probiotiques constitués de Lactobactéries, **souche NCFM®** et de Bifidobactéries, **souche BI-07®**, doivent être supplémentés, en quantité suffisante supérieurs ou égale *10 milliards par jour,* dans la population caucasienne européenne. Quant à la vitamine D il faut viser une concentration de *31 à 80 ng/l.*

2. **Réduire le risque d'entrée d'antigènes, directement à travers la barrière intestinale, par une meilleure mastication**. Bien *mastiquer* c'est commencer à protéger son intestin contre l'inflammation (leaky gut syndrome). L'instauration de la *L-Glutamine,* qui est le nutriment préférentiel de la cellule intestinale et de certains globules blancs du système immunitaire. Elle se trouve dans le commerce sous forme de poudre extraite de certaines plantes.

3. **Réduire l'intensité de la réaction inflammatoire au niveau de l'organisme** par l'équilibre du *rapport oméga 6/oméga 3,* idéalement quatre omégas 6 pour 1 oméga 3. Il faut consommer des huiles végétales comme l'huile de colza, l'huile de lin, l'huile de noix. Ne pas oublier, les poissons gras de mers froides : thon, flétan, hareng, saumon non pollué aux métaux lourds, cabillaud, sardine, maquereau. Mais il faut préférer les poissons en début de chaîne alimentaire comme la sardine et le maquereau pour limiter le risque de métaux lourds. Certaines huiles de poisson vendues dans le commerce peuvent contenir des métaux lourds, du fait des poissons pêchés dans les mers polluées. Prenez donc les omégas 3 contrôlés par Greenpeace, comme par exemple OMENUTRICS® des laboratoires BIONUTRICS. Consommer les plantes inhibitrices de l'inflammation (ou modulateurs de l'activité des kinases), comme le thé vert, la curcumine (curcuma), le resvératrol, bref un ensemble de plaintes antioxydantes comme celles que nous venons de décrire au début de ce livre.

4. Empêcher l'accumulation des lésions inflammatoires (ou lésions oxydatives) infligées aux tissus attaqués, en apportant des *antioxydants.* Le mieux c'est de faire appel aux mélanges équilibrés d'antioxydants vendus par des fabricants sérieux, qui font des travaux de recherche et de publications sur ces produits.

En somme, Il est habituel de faire appel, aux probiotiques, à la L glutamine, aux omégas 3, aux antioxydants et à l'éviction de certains aliments dont le taux d'anticorps est très élevé, sur une période moyenne de six mois.

IV-CAS PARTICULIER DE L'EXPOSITION DE L'ORGANISME AUX METAUX LOURDS ET DES SURCHARGES HEPATIQUES DIVERSES

Les métaux lourds sont tous les métaux qui ne doivent pas se trouver dans l'organisme ou alors en très faible quantité. Ils s'accumulent parfois dans les tissus et intoxiquent les personnes. C'est par exemple le plomb, le mercure, le cadmium, et l'arsenic, pour ne citer que ceux-là. L'aluminium qui est mis dans les vaccins de nos tous petits enfants vaccinés à 2 mois est très controversé. Ces métaux lourds ont une toxicité plus importante dans le cerveau et dans le système immunitaire. Cet aluminium de vaccins persiste très longtemps dans le cerveau et peut être à l'origine de maladies auto-immunes ou neurodégénératives. Les métaux lourds peuvent être à l'origine des cancers.

Le foie peut être aussi intoxiqué par une mauvaise digestion. La constipation qui accumule les produits toxiques dans l'intestin peut contribuer à augmenter cette intoxication. Ces produits qui ne sont pas éliminés dans les selles sont réabsorbés, ce qui augmente le cycle intestin-foie encore appelé cycle entéro-hépatique. Ce cycle entéro-hépatique peut ramener les sels biliaires secondaires de l'intestin vers le sein et faire le cancer. Il faut donc éviter la constipation chronique.

Les médicaments peuvent aussi intoxiquer le foie, à partir de 3 médicaments on ne sait plus ce que l'organisme est capable de faire.
Pour diminuer cette intoxication, on peut faire de la chélation de métaux lourds, par des perfusions des produits chimiques, mais cette chélation chimique se fait en milieux hospitalier. Elle peut être parfois plus dangereuse si elle est mal maîtrisée.

Certains nutriments sont capables d'éliminer les métaux lourds de l'organisme.

V-QUELS SONT LES AGENTS NUTRITIONNELS CHELATEURS DES METAUX LOURDS ?

Le Glutathion

L'acide lipoïque ou acide alpha lipoïque

Le Curcuma

La Chlorella

L'Ail des ours

La Coriandre (ses extraits)

EN SOMME POUR LE CHAPITRE V

Rôle majeure de l'activité physique dans la prévention du cancer du sein. L'exercice doit être ludique pas intense et régulier au moins 3 fois par semaine, prolongé plus de 20 à 30 mn.

Faire des bilans sanguins chez un micronutritionniste pour repérer l'inflammation intestinale, encore appelée leaky gut syndrome ou hyperperméabilité intestinale. Eviter d'autres phénomènes extérieurs comme les pesticides, les conservateurs, les antibiotiques, les perturbateurs endocriniens, les métaux lourds et biens d'autres molécules comme les médicaments qui vont aggraver l'inflammation intestinale. Cette dernière va engendrer la dislocation du ciment intercellulaire avec une pénétration directe de molécules toxiques à travers cette barrière intestinale, ce qui crée un lit favorable aux cancers et aux maladies graves. Il est habituel de faire appel, aux probiotiques brevetés, à la L. glutamine, aux omégas 3 non pollués de métaux lourds, aux antioxydants et à l'éviction de certains aliments dont le taux d'anticorps est très élevé, sur une période moyenne de six mois, en présence d'un leaky gut syndrome ou hyperperméabilité intestinale.

Consommer les aliments riches en phytoœstrogènes (soja, kudzu) et en lignanes (graines de lin moulues)

Optimiser le statut des omégas 3 en apportant du poisson gras de mer froide. Thon et saumon sont parfois pollués de métaux lourds. Préférer : Flétan, hareng, maquereau, sardine, anchois, et anguille. Ne pas oublier d'apporter des omégas 3 végétaux comme l'huile de colza, de noix et l'huile de lin.

Avoir une alimentation riche en légumes, avec apport de fruits, pour optimiser l'apport de vitamine B9 ou folates. Bien veiller au bon fonctionnement de son estomac par une bonne digestion et la bonne sécrétion par le bas de l'estomac du facteur extrinsèque, nécessaire à l'absorption de vitamine B12. En cas doute ne pas hésiter à vérifier ces vitamines par un dosage sanguin, à demander à son médecin.

La vitamine D est un puissant protecteur du cancer, en particulier le sein, la prostate, et le côlon.

Il faut faire la recherche des métaux lourds dans votre organisme, par un bilan sanguin ou un prélèvement des phanères, et utilisez des chélateurs naturels comme :

Le Glutathion

L'acide lipoïque ou acide alpha lipoïque

Le Curcuma

La Chlorella

L'Ail des ours

La Coriandre (ses extraits)

VI- QUELQUES CONSEILS

Optimiser le métabolisme des acides gras par un meilleure équilibre graisses saturées et graisses polyinsaturées. Voire équilibre oméga 3/oméga 6. Apport de poissons gras de mer froide, huile de lin, de colza, de noix. On peut se supplémenter aux huiles de poissons non polluées par les métaux lourds.

Lutter contre le stress oxydatif, en évitant l'accumulation des radicaux libres oxygénés. Il faut apporter des caroténoïdes, la curcumine, le thé vert et tous les autres légumes que nous avons vus. On peut boire un peu de vin rouge, pas plus d'un verre par jour pour les femmes, et maximum deux verres pour les hommes. Pour la curcumine je vous conseille un produit appelé NUTRICUMA® des laboratoires BIONUTRICS ou EXTINCYL® produite par les laboratoires THERASCIENCE.

Protéger son système immunitaire par la vitamine D, les légumes biologiques et les fruits biologiques en quantité suffisante par jour (supérieure à 400 g/j). Pratiquer une activité physique régulière au moins 30 mn par jour, pas très intense et ludique.

Apporter des probiotiques souche L. Acidophilus NCFM®, B. Lactis Bl-07® et des prébiotiques.

Optimiser le métabolisme des glucides, en évitant les sucres rapides et les aliments à index glycémique élevé, viennoiseries industrielles. Consommer les sucres lents et les protéines végétales. Eviter d'accumuler les calories inutiles.

Optimiser sa fonction digestive, en mâchant correctement ses aliments. Manger calmement sans stress. Avoir un fonctionnement optimal des enzymes digestives, sinon prendre les enzymes de champignons en cas de difficulté. Eviter la constipation en consommant les aliments riches en fibre ou prendre les prébiotiques comme l'inuline non torréfiée, le topinambour, le curcuma, le salsifis, le navet, les asperges, et l'ail.

Optimiser la méthylation, cette grande fonction qui contrôle la multiplication cellulaire. Sa défaillance peut promouvoir les cancers, en apportant les vitamines B6, B9, B12 en cas de carence. **Préférer les formes méthylées,** comme par exemple B-NUTRICS® et B12-DYN 1000® (méthylcobalamine).

Surveiller le niveau d'apport des nutriments indispensables pour les mitochondries de nos cellules. Vitamine A (surtout les caroténoïdes), vitamines B1, B2, B3, B5, vitamine E, Vitamine C, acides gras oméga-3 et oméga-6, le fer, le sélénium, le zinc, le cuivre, l'acide alphalipoïque, la L-carnitine, le Coenzyme Q10, le glutathion réduit, et la vitamine D3.

Assurer une bonne détoxication hépatique, en évitant de surcharger le foie par les toxines et des médicaments inutiles. Prendre des détoxifiants hépatiques, radis noir, artichauts, brocolis et d'autres plantes purifiantes. Consommer des chélateurs naturels comme, le curcuma, les extraits de coriandre, la chlorella, et l'ail des ours.

Ne pas hésiter à **se supplémenter en micronutriments** et en faisant des dosages biologiques tous les 2 à 3 ans.

Eviter le traitement hormonal substitutif médicamenteux de la ménopause. Si troubles préférer les méthodes naturelles à base de plantes. Comme les phytoestrogènes de Soja, Kudzu, ou de Houblon.

Consommer régulièrement les légumes riches en phytoestrogènes, comme le soja, l'oignon, les extraits de luzerne et du trèfle rouge, tous les légumes secs ainsi que le vin rouge. Consommer aussi fréquemment les aliments riches en **lignanes** comme l'oignon, le pois chiche et les grains de lin broyés 3 cuillères à soupe par jour.

Les aliments riches en phytates comme toutes les graines non germées (haricot rouge, haricot blanc, lentilles, pois chiche, petit pois, quinoa...) sont aussi protecteurs du cancer du sein.

Rester zen et active sexuellement.

Consulter régulièrement un micronutritionniste.

NOTE

En ce qui concerne la prévention par la nutrition et les compléments alimentaires, il n'est pas nécessaire de prendre de fortes doses. Les doses physiologiques sont suffisantes. Les fortes doses peuvent parfois être mal supportées. Toutes les formules de compléments alimentaires qui je vous propose sont à doses physiologiques ou supra-physiologiques.

Pour trouver des **compléments alimentaires adaptés** à la **prévention des cancers** et des **maladies chroniques**, je vous laisse mes coordonnées. Quelque- soit votre lieu de domicile ou votre pays écrivez-moi à ces adresses.

Mon contact : d.moutapam@gmail.com et www.docteur-moutapam.com

Vous pouvez trouver un micronutritionniste sur le site :

www.annuaire-micronutrition.com

La prévention des maladies chroniques et des cancers par des compléments alimentaires adaptés et par la nutrition, peut se faire dès l'âge de 16 ans.

REMERCIEMENTS

Tous mes remerciements les plus sincères :

Madame ISABELLE MINET enseignante retraitée pour la correction de cet ouvrage.

Mademoiselle MARINE MINET étudiante en Droit pour la participation à la correction et la critique de cet ouvrage.

Mademoiselle ELODIE DENIMAL, spécialiste dans l'agro-alimentaire, pour ses encouragements et sa participation à correction de ce livre.

BIBLIOGRAPHIE

1. Coing, C. ; Walker, AW ; Simpson, JT ; Loman, New Jersey ; Segata, N. Métagénomique Shotgun, de l'échantillonnage à l'analyse. *Nat. Biotechnol.* **2017**, *35*, 833–844. [**Google Scholar**] [**CrossRef**][**Version verte**]
2. Fricker, AM ; Podlesny, D. ; Fricke, WF Qu'est-ce qui est nouveau et pertinent pour la recherche sur le microbiome basée sur le séquençage ? Une mini-revue. *J. Adv. Rés.* **2019**, *19*, 105–112. [**Google Scholar**] [**CrossRef**]
3. Shakya, M. ; Lo, CC ; Chain, PSG Advances and Challenges in Metatranscriptomic Analysis. *De face. Genet.* **2019**, *10*, 904. [**Google Scholar**] [**CrossRef**][**Version verte**]
4. Earle, KA ; Billings, G. ; Sigal, M. ; Lichtman, JS ; Hans-fils, GC ; Elias, JE ; Amieva, M. ; Huang, KC ; Sonnenburg, JL Imagerie quantitative de l'organisation spatiale du microbiote intestinal. *Microbe hôte cellulaire* **2015**, *18*, 478–488. [**Google Scholar**] [**CrossRef**][**Version verte**]
5. Lukumbuzya, M. ; Schmid, M. ; Pjevac, P. ; Daims, HA Approche d'hybridation in situ par fluorescence multicolore utilisant un ensemble étendu de fluorophores pour visualiser les micro-organismes. *De face. Microbiol.* **2019**, *10*, 1383. [**Google Scholar**] [**CrossRef**] [**PubMed**]
6. Willis, JR ; Gabaldón, T. Le microbiome oral humain dans la santé et la maladie : des séquences aux écosystèmes. *Microorganismes* **2020**, *8*, 308. [**Google Scholar**] [**CrossRef**] [**PubMed**][**Green Version**]
7. Lacey, J.V. ; Kreimer, A.R. ; Buys, S.S. ; Marcus, P.M. ; Chang, S.C. ; Leitzmann, M.F. ; Hoover, R.N. ; Prorok, P.C. ; Berg, C.D. ; Hartge, P. ; et al. Breast cancer epidemiology according to recognized breast cancer risk factors in the Prostate, Lung,

Colorectal and Ovarian (PLCO) Cancer Screening Trial Cohort. *BMC Cancer* **2009**, *9*, 84. [**Google Scholar**] [**CrossRef**] [**PubMed**][**Green Version**]

8. Madigan, M.P. ; Ziegler, R.G. ; Benichou, J. ; Byrne, C. ; Hoover, R.N. Proportion of breast cancer cases in the United States explained by well-established risk factors. *J. Natl. Cancer Inst.* **1995**, *87*, 1681–1685. [**Google Scholar**] [**CrossRef**][**Green Version**]
9. Fernández, M.F. ; Reina-Pérez, I. ; Astorga, J.M. ; Rodríguez-Carrillo, A. ; Plaza-Díaz, J. ; Fontana, L. Breast Cancer and Its relationship with the microbiota. *Int. J. Environ. Res. Public Health* **2018**, *15*, 1747. [**Google Scholar**] [**CrossRef**] [**PubMed**][**Green Version**]
10. Van Gemert, W.A. ; Lanting, C.I. ; Goldbohm, R.A. ; van den Brandt, P.A. ; Grooters, H.G. ; Kampman, E. ; Kiemeney, L.A.L.M. ; van Leeuwen, F.E. ; Monninkhof, E.M. ; de Vries, E. ; et al. The proportion of postmenopausal breast cancer cases in the Netherlands attributable to lifestyle-related risk factors. *Breast Cancer Res. Treat.* **2015**, *152*, 155–162. [**Google Scholar**] [**CrossRef**][**Green Version**]
11. Peterson, J. ; Garges, S. ; Giovanni, M. ; McInnes, P. ; Wang, L. ; Schloss, J.A. ; Bonazzi, V. ; McEwen, J.E. ; Wetterstrand, K.A. ; Deal, C. ; et al. The NIH Human Microbiome Project. *Genome Res.* **2009**, *19*, 2317–2323. [**Google Scholar**] [**CrossRef**][**Green Version**]
12. Plottel, C.S. ; Blaser, M.J. Microbiome and malignancy. *Cell Host Microbe* **2011**, *10*, 324–335. [**Google Scholar**] [**CrossRef**][**Green Version**]
13. Bultman, SJ Rôles émergents du microbiome dans le cancer. *Carcinogenèse* **2014**, *35*,249–255. [**GoogleScholar**] [**CrossRef**][**Version verte**]

14. Amieva, M. ; El-Omar, EM Interactions hôtes-bactériennes dans l'infection à Helicobacter pylori. *Gastroentérologie* **2008**, *134*, 306–323. [**Google Scholar**] [**CrossRef**][**Version verte**]
15. Arthur, JC ; Jobin, C. L'interaction complexe entre l'inflammation, le microbiote et le cancer colorectal. *Microbes intestinaux* **2013**, *4*, 253–258. [**Google Scholar**] [**CrossRef**][**Version verte**]
16. Urbaniak, C. ; Cummins, J. ; Brackstone, M. ; Macklaim, JM ; Gloor, GB ; Baban, CK ; Scott, L. ; O'Hanlon, DM ; Burton, JP ; François, CP ; et coll. Microbiote du tissu mammaire humain. *Appl. Environ. Microbiol.* **2014**, *80*, 3007–3014. [**Google Scholar**] [**CrossRef**][**Version verte**]
17. Ramsay, DT ; Kent, JC ; Owens, RA ; Hartmann, PE Imagerie échographique de l'éjection du lait dans le sein de femmes allaitantes. *Pédiatrie* **2004**, *113*, 361–367. [**Google Scholar**] [**CrossRef**]
18. Donnet-Hughes, A. ; Pérez, PF ; Doré, J. ; Lecrerc, M. ; Levenez, F. ; Benyacoub, J. ; Serrant, P. ; Segura-Roggero, I. ; Schiffrin, EJ Rôle potentiel du-microbiote-intestinal-de-la-mère-dans-l'éducation-immunitaire néonatale. *Proc. Nutr. Soc.* **2010**, *69*,407–415. [**GoogleScholar**] [**CrossRef**][**Version verte**]
19. Xuan, C. ; Shamonki, JM ; Chung, A. ; Donome, ML ; Chung, M. ; Sieling, Pennsylvanie ; Lee, DJ La dysbiose microbienne est associée au cancer du sein humain. *PLoS ONE* **2014**, *9*, e83744. [**Google Scholar**] [**CrossRef**][**Version verte**]
20. Yazdi, RH ; Movafagh, A. ; Fallah, F. ; Alizadeh Shargh, S. ; Mansouri, N. ; Heidary Pour, A. ; Hashemi, M. Évaluation de la radiotolérance à Methylobacterium et de Sphyngomonas yanoikoaie dans les ganglions lymphatiques sentinelles des

cas de cancer du sein. *Pac asiatique. J. Cancer Préc.* **2016**, *17,* 279–285. [**Google Scholar**] [**CrossRef**]

21. Wang, H. ; Altemus, J. ; Niazi, F. ; Vert, H. ; Calhoun, C.-B. ; Sturgis, C. ; Grobmyer, SR ; Eng, C. Tissu mammaire, microbiomes oraux et urinaires dans le cancer du sein. *Oncotarget* **2017**, *8,* 88122–88138. [**Google Scholar**] [**CrossRef**][**Version verte**]
22. Thompson, KJ ; Ingle, JN ; Tang, X. ; Chia, N. ; Jeraldo, PR ; Walther-Antonio, M. ; Kandimalla, KK ; Johnson, S. ; Yao, JZ ; Harrington, Caroline du Sud ; et coll. Une analyse complète du microbiote du cancer du sein et de l'expression des gènes de l'hôte. *PLoS ONE* **2017**, *12,* e0188873. [**Google Scholar**] [**CrossRef**]
23. Meng, S. ; Chen, B. ; Yang, J. ; Wang, J. ; Zhu, D. ; Meng, Q. ; Zhang, L. Étude des microbiomes dans des échantillons de tissu mammaire humain prélevés de manière aseptique à l'aide d'une biopsie à l'aiguille et du rôle potentiel des microbiomes tissulaires in situ pour la promotion de la malignité. *De face. Oncol.* **2018**, *8,* 318. [**Google Scholar**] [**CrossRef**][**Version verte**]
24. Banerjee, S. ; Tian, T.; Wei, Z.; Shih, N.; Feldman, MD; Peck, KN; DeMichele, AM ; Alwine, JC; Robertson, ES Signatures microbiennes distinctes associées à différents types de cancer du sein. *De face. Microbiol.* **2018**, *15,* 951. [**Google Scholar**] [**CrossRef**][**Version verte**]
25. Banerjee, S. ; Wei, Z. ; Tan, F. ; Peck, KN ; Shih, N. ; Feldman, M. ; Rebbeck, TR ; Alwine, JC ; Robertson, ES Signatures microbiologiques distinctes associées au cancer du sein triple négatif. *Sci. Rep.* **2015**, *5,* 15162. [**Google Scholar**] [**CrossRef**] [**PubMed**]

26. Constantini, L. ; Magno, S. ; Albanese, D. ; Donati, C. ; Molinari, R. ; Filippone, A. ; Masetti, R. ; Merendino, N. Caractérisation du microbiote du tissu mammaire humain à partir de biopsies à l'aiguille centrale par l'analyse de régions géniques multi-hypervariables d'ARNr 16S. *Sci. Rep.* **2018**, *8*, 16893. [**Google Scholar**] [**CrossRef**] [**PubMed**][**Version verte**]
27. Urbaniak, C. ; Gloor, GB ; Brackstone, M. ; Scott, L. ; Tangney, M. ; Reid, G. Le microbiote du tissu mammaire et son association avec le cancer du sein. *Appl. Environ. Microbiol.* **2016**, *82*, 5039–5048. [**Google Scholar**] [**CrossRef**] [**PubMed**][**Version verte**]
28. Hieken, TJ ; Chen, J. ; Hoskin, TL ; Walther-Antonio, M. ; Johnson, S. ; Ramaker, S. ; Xiao, J. ; Radisky, DC ; Knutson, KL ; Kalari, KR ; et coll. Le microbiome du tissu mammaire humain prélevé de manière aseptique dans les maladies bénignes et malignes. *Sci. Rep.* **2016**, *6*, 30751. [**Google Scholar**] [**CrossRef**]
29. Chan, AA ; Bashir, M. ; Rivas, MN ; Duvall, K. ; Sieling, Pennsylvanie ; Pieber, TR ; Vaishampayan, Pennsylvanie ; Amour, SM ; Lee, DJ Caractérisation du microbiome du liquide d'aspiration du mamelon des survivantes du cancer du sein. *Sci. Rep.* **2016**, *6*, 28061. [**Google Scholar**] [**CrossRef**][**Version verte**]
30. Chiba, A. ; Bawaneh, A. ; Velazquez, C. ; Clear, K.Y.J. ; Wilson, A.S. ; Howard-McNatt, M. ; Levine, E.A. ; Levi-Polyachenko, N. ; Yates-Alston, S.A. ; Diggle, S.P. ; et al. Neoadjuvant Chemotherapy Shifts Breast Tumor Microbiota Populations to Regulate Drug Responsiveness and the Development of

Metastasis. *Mol. Cancer Res.* **2019**, *18*, 120–129. [**Google Scholar**] [**CrossRef**][**Green Version**]

31. Barde, JM ; Luu, TH ; Dravet, F. ; Michel, C. ; Moyon, T. ; Pagniez, A. ; Nazih, H. ; Bobin-Dubigeon, C. Relation entre le microbiote intestinal et les caractéristiques cliniques des patientes atteintes d'un cancer du sein à un stade précoce. *FASEB J.* **2015**, *29*. [**Google Scholar**] [**CrossRef**]
32. Luu, TH ; Michel, C. ; Barde, JM ; Dravet, F. ; Nazih, H. ; Bobin-Dubigeon, C. Proportion intestinale de Blautia spp. Est associée au stade clinique et au grade histopronostique chez les patientes atteintes d'un cancer du sein à un stade précoce. *Nutr. Cancer* **2017**, *69*, 267–275. [**Google Scholar**] [**CrossRef**]
33. Frugé, AD ; Van der Pol, W. ; Rogers, LQ ; demain, CD ; Tsuruta, Y. ; Demark-Wahnefried, W. Fecal Akkermansia muciniphila est associé à la composition corporelle et à la diversité du microbiote chez les femmes en surpoids et obèses atteintes d'un cancer du sein participant à un essai préchirurgical de perte de poids. *J.Acad. Nutr. Diète.* **2020**, *120*, 650–659. [**Google Scholar**] [**CrossRef**][**Version verte**]
34. Goedert, JJ ; Jones, G. ; Hua, X. ; Xu, X. ; Yu, G. ; Flores, R. ; Falk, RT ; Gail, MH ; Shi, J. ; Ravel, J. ; et coll. Enquête sur l'association entre le microbiote fécal et le cancer du sein chez les femmes ménopausées : une étude pilote cas-témoin basée sur la population. *J. Natl. Institut de cancérologie* **2015**, *107*. [**Google Scholar**] [**CrossRef**]
35. Zhu, J. ; Liao, M. ; Yao, Z. ; Liang, W. ; Li, Q. ; Liu, J. ; Yang, H. ; Ji, Y. ; Wei, W. ; Tan, A. ; et coll. Le cancer du sein chez les femmes ménopausées est associé à un métagénome

intestinal altéré. *Microbiome* **2018**, *6*, 136. [**Google Scholar**] [**CrossRef**] [**PubMed**][**Version verte**]

36. Fuhrman, BJ ; Feigelson, HS ; Flores, R. ; Gail, MH ; Xu, X. ; Ravel, J. ; Goedert, JJ Associations du microbiome fécal avec les œstrogènes urinaires et les métabolites-des-œstrogènes-chez-les-femmes-ménopausées. *J. Clin. Endocrinol. Métab.* **2014**, *99*,4632–4640. [**Google Scholar**] [**CrossRef**] [**PubMed**]

37. Goedert, JJ ; Hua, X. ; Bielecka, A. ; Okayasu, je. ; Milne, GL ; Jones, GS ; Fujiwara, M. ; Sinha, R. ; Wan, Y. ; Xu, X. ; et coll. Cancer du sein post-ménopausique et associations d'œstrogènes avec le microbiote fécal recouvert d'IgA et non recouvert d'IgA. *Br. J. Cancer* **2018**, *118*, 471–479. [**Google Scholar**] [**CrossRef**] [**PubMed**][**Version verte**]

38. Buchta Rosean, C. ; Bostic, RR ; Ferey, JCM ; Feng, TY ; Azar, FN ; Tung, KS ; Dozmorov, MG ; Smirnova, E. ; Bos, PD ; Rutkowski, MR La dysbiose commensale préexistante est un régulateur intrinsèque à l'hôte de l'inflammation tissulaire et de la dissémination des cellules tumorales dans le cancer du sein à récepteurs hormonaux positifs. *Cancer Rés.* **2019**, *79*, 3662–3675. [**Google Scholar**] [**CrossRef**][**Version verte**]

39. Horigome, A. ; Okubo, R. ; Hamazaki, K. ; Kinoshita, T. ; Katsumata, N. ; Uezono, Y. ; Xiao, JZ ; Matsuoka, YJ Association entre les acides gras polyinsaturés oméga-3 sanguins et le microbiote intestinal chez les survivantes du cancer du sein. *Bénéf. Microbes* **2019**, *10*, 751–758. [**Google Scholar**] [**CrossRef**]

40. Kirkup, BM ; McKee, A. ; Makin, KA ; Paveley, J. ; Caim, S. ; Alcon-Giner, C. ; Leclaire, C. ; Dalby, M. ; Le Gall, G. ; Andrusaite, A. ; et coll. La perturbation du microbiote

intestinal par les antibiotiques entraîne une croissance accélérée-des-tumeurs-mammaires-et-une-dérégulation métabolique. *bioRxiv* **2019** . [**Google Scholar**] [**CrossRef**]

41. Hoffman, RM Développement de la méthioninase recombinante pour cibler le défaut métabolique général spécifique au cancer de la dépendance à la méthionine : une odyssée de 40 ans. *Avis d'expert. Biol. Là.* **2015**, *15*, 21–31. [**Google Scholar**] [**CrossRef**]
42. Anderson, WF ; Rosenberg, PS ; Prat, A. ; Pérou, CM ; Sherman, ME Combien de sous-types étiologiques de cancer du sein : deux, trois, quatre ou plus ? *J. Natl. Institut-de-cancérologie* **2014**, *106*. [**GoogleScholar**] [**CrossRef**][**Version verte**]
43. Réseau Atlas du génome du cancer. Portraits moléculaires complets des tumeurs mammaires humaines. *Nature* **2012**, *490*, 61–70. [**Google Scholar**] [**CrossRef**][**Version verte**]
44. Flores, R. ; Shi, J. ; Fuhrman, B. ; Xu, X. ; Veenstra, TD ; Gail, MH ; Gajer, P. ; Ravel, J. ; Goedert, JJ Déterminants microbiens fécaux des œstrogènes fécaux et systémiques et des métabolites des œstrogènes : une étude transversale. *J.Trad. Méd.* **2012**, *10*,253–258. [**GoogleScholar**] [**CrossRef**][**Version verte**]
45. Lire.; Coppola, G.; Palma, G.; Barbieri, A.; Luciano, A.; Del Prete, P.; Rossetti, S.; Beretta, M. ; Facchini, G.; Perdonà, S.; et coll. Effets du microbiote sur le cancer : des risques aux thérapies. *Oncotarget* **2018**, *9*, 17915–17927. [**Google Scholar**] [**CrossRef**] [**PubMed**][**Version verte**]
46. Dabek, M. ; McCrae, SI ; Stevens, VJ ; Duncan, SH ; Louis, P. Distribution de l'activité de la bêta-glucosidase et de la bêta-glucuronidase et du gène de la bêta-glucuronidase gus chez

les bactéries coliques humaines. *Microbiol FEMS. Écol.* **2008**, *66*,487–495. [**GoogleScholar**][**CrossRef**] [**PubMed**][**Version verte**]

47. Flores, R. ; Shi, J. ; Gail, MH ; Gajer, P. ; Ravel, J. ; Goedert, JJ Association de la diversité microbienne fécale et de la taxonomie avec des fonctions enzymatiques sélectionnées. *PLoS ONE* **2012**, *7*, e39745. [**Google Scholar**] [**CrossRef**] [**PubMed**]
48. Yang, J. ; Tan, Q. ; Fu, Q. ; Zhou, Y. ; Hu, Y. ; Tang, S.; Zhou, Y.; Zhang, J.; Qiu, J.; Lv, Q. Microbiome gastro-intestinal et cancer du sein : corrélations, mécanismes et implications cliniques potentielles. *Cancer du sein* **2017**, *24*, 220–228. [**Google Scholar**] [**CrossRef**]
49. Savas, P. ; Salgado, R. ; Denkert, C. ; Sotitiou, C. ; Darcy, PK ; Smyth, MJ ; Loi, S. Pertinence clinique de l'immunité de l'hôte dans le cancer du sein : des TIL à la clinique. *Nat. Rév. Clin. Oncol.* **2016**, *13*, 228–241. [**Google Scholar**] [**CrossRef**] [**PubMed**]
50. Ali, RH ; Provenzano, E. ; Dawson, SJ ; Coups, FM ; Liu, B. ; Shah, M. ; Comte, HM ; Poole, juge en chef ; Hiller, L. ; Dunn, JA ; et coll. Association entre l'infiltration de lymphocytes T CD8 + et la survie au cancer du sein chez 12 439 patientes. *Ann. Oncol.* **2014**, *25*, 1536–1543. [**Google Scholar**] [**CrossRef**]
51. Liu, S. ; Foulkes, WD ; Leung, S. ; Gao, D. ; Lau, S. ; Kos, Z. ; Nielsen, TO L'importance pronostique des lymphocytes infiltrant la tumeur FOXP3 + dans le cancer du sein dépend du statut d'expression du récepteur des œstrogènes et du récepteur du facteur de croissance épidermique humain-2 et de l'infiltration simultanée de lymphocytes T

cytotoxiques. *Cancer du sein Rés.* **2014**, *16*, 432. [**Google Scholar**] [**CrossRef**][**Version verte**]

52. Bates, GJ ; Renard, SB ; Han, C. ; poireau, RD ; García, JF ; Harris, AL ; Banham, AH La quantification des cellules T régulatrices permet l'identification des patientes atteintes d'un cancer du sein à haut risque et celles à risque de rechute tardive. *J.Clin. Oncol.* **2006**, *24*, 5373–5380. [**Google Scholar**] [**CrossRef**]
53. Gupta, R. ; Babb, JS ; Singh, B. ; Chiriboga, L. ; Liebes, L. ; Adams, S. ; Demaria, S. Le nombre de lymphocytes FoxP3 + dans les ganglions lymphatiques sentinelles des patientes atteintes d'un cancer du sein est en corrélation avec la taille de la tumeur primaire, mais pas avec le statut ganglionnaire. *Recherche sur le cancer.* **2011**, *29*, 419–425. [**Google Scholar**] [**CrossRef**][**Version verte**]
54. Curiel, TJ ; Coukos, G. ; Zou, L. ; Alvarez, X. ; Cheng, P. ; Mottram, P. ; Evdemon-Hogan, M. ; Conejo-Cargia, JR ; Zhang, L. ; Burow, M. ; et coll. Le recrutement spécifique de cellules T régulatrices dans le carcinome ovarien favorise le privilège immunitaire et prédit une survie réduite. *Nat. Méd.* **2004**, *10*, 942–949. [**Google Scholar**] [**CrossRef**]
55. De Nardo, DG ; Coussens, LM Inflammation et cancer du sein. Équilibrage de la réponse immunitaire : diaphonie entre les cellules immunitaires adaptatives et innées au cours de la progression du cancer du sein. *Cancer du sein Rés.* **2007**, *9*, 212. [**Google Scholar**] [**CrossRef**] [**PubMed**]
56. Smith, PM ; Howitt, M. ; Panikov, N. ; Michaud, M. ; Gallini, Californie ; Bohlooly-Y, M. ; Glickman, JN ; Garrett, WS Les métabolites microbiens, acides gras à chaîne courte, régulent l'homéostasie des cellules Treg du

côlon. *Sciences* **2013**, *341,* 569–573. [**Google Scholar**] [**CrossRef**] [**PubMed**][**Version verte**]

57. Pereira, LMS ; Gomes, STM ; Ishak, R. ; Vallinoto, ACR Regulatory T Cell et Forkhead Box Protein 3 comme modulateurs de l'homéostasie immunitaire. *De face. Immunol.* **2017**, *8,* 605. [**Google Scholar**] [**CrossRef**] [**PubMed**][**Version verte**]
58. Wong, SH ; Yu, J. Microbiote intestinal dans le cancer colorectal : mécanismes d'action et applications cliniques. *Nat. Rév. Gastro. Hépat.* **2019**, *16,* 690–704. [**Google Scholar**] [**CrossRef**]
59. Furusawa, Y. ; Obata, Y. ; Fukuda, S. ; Endo, TA ; Nakato, G. ; Takahashi, D. ; Nakanishi, Y. ; Uetake, C. ; Kato, K. ; Kato, T. ; et coll. Le butyrate dérivé de microbes commensaux induit la différenciation des cellules T régulatrices du côlon. *Nature* **2013**, *504,* 446–450. [**Google Scholar**] [**CrossRef**]
60. Mantovani, A. ; Allavena, P. ; Sica, A. ; Balkwill, F. Inflammation liée au cancer. *Nature* **2008**, *454,* 436–444. [**Google Scholar**] [**CrossRef**] [**PubMed**]
61. Rutkowski, M. ; Svoronos, N. ; Perales-Puchalt, A. ; Conejo-Garcia, JR Le macroenvironnement tumoral : Réseaux favorisant le cancer au-delà des lits tumoraux. *Adv. Cancer Rés.* **2015**, *128,* 235–262. [**Google Scholar**] [**CrossRef**][**Version verte**]
62. Wong, TVP ; Lima-Junior, RCP ; Carvalho, CBM ; Borges, VF ; Wanderley, SCF ; Bem, AXC ; Leite, CAVG ; Teixeira, MA ; Batista, BPL ; Silva, RL ; et coll. La Protéine Adaptateur Myd88 Est Une Molécule De Signalisation Clé Dans La Pathogenèse De La Mucosite Intestinale Induite Par

L'irinotécan. *PLoS ONE* **2015**, *10*, e0139985. [**Google Scholar**] [**CrossRef**]

63. Sonis, ST Une approche biologique de la mucosite. *J. Support Oncol.* **2004**, *2*, 21–32. [**Google Scholar**]
64. Pandey, S. ; Singh, S. ; Anang, V. ; Bhatt, AN ; Natarajan, K. ; Dwarakanath, BS Pattern Recognition Receptors in Cancer Progress and Metastasis. *Cancer Growth Metastasis* **2015**, *8*, 25–34. [**Google Scholar**] [**CrossRef**]
65. Bhatelia, K. ; Singh, K. ; Singh, R. TLR : lien entre l'inflammation et le cancer du sein. *Cellule. Signal.* **2014**, *26*, 2350–2357. [**Google Scholar**] [**CrossRef**] [**PubMed**]
66. Moser, AR ; Mattes, EM ; Colombe, WF ; Lindstrom, MJ ; Haag, JD ; Gould, MN ApcMin, une mutation du gène murin Apc, prédispose aux carcinomes mammaires et aux hyperplasies alvéolaires focales. *Proc. Natl. Acad. Sci. États-Unis* **1993**, *90*, 8977–8981. [**Google Scholar**] [**CrossRef**] [**PubMed**][**Version verte**]
67. Rao, vice-président ; Poutahidis, T. ; Ge, Z. ; Nambiar, PR ; Boussahmain, C. ; Wang, AA ; Horwitz, BH ; Fox, JG ; Erdman, SE Réponse inflammatoire immunitaire innée contre les bactéries entériques Helicobacter hepaticus induit un adénocarcinome mammaire chez la souris. *Cancer Rés.* **2006**, *66*, 7395–7400. [**Google Scholar**] [**CrossRef**] [**PubMed**][**Version verte**]
68. Rao, vice-président ; Poutahidis, T. ; Ge, Z. ; Nambiar, PR ; Horwitz, BH ; Fox, JG ; Erdman, SE Les lymphocytes pro-inflammatoires CD4+ CD45RB (hi) favorisent la carcinogenèse mammaire et intestinale chez les souris Apc(Min/+). *Cancer Rés.* **2006**, *66*, 57–61. [**Google Scholar**] [**CrossRef**] [**PubMed**][**Version verte**]

69. Toland, A. Régulation épigénétique aberrante dans le cancer du sein. In *Patho-épigénétique des maladies* ; Miranovitz, J., Niller, H., Eds. ; Springer : New York, NY, États-Unis, 2012 ; p. 91–122. [**Google Scholar**] [**CrossRef**]
70. Jeffery, IB ; O'Toole, PW Interactions alimentation-microbiote et leurs implications pour une vie saine. *Nutriments* **2013**, *5*, 234–252. [**Google Scholar**] [**CrossRef**] [**PubMed**]
71. Canani, RB ; Costanzo, M. ; Leone, L. Les effets épigénétiques du butyrate : implications thérapeutiques potentielles pour la pratique clinique. *Clin. Épigénétique* **2012** , *4* , 4. [**Google Scholar**] [**CrossRef**]
72. Paul, B. ; Barnes, S. ; Demark-Wahnefried, W. ; Morrow, C. ; Salvador, C. ; Skibola, C. ; Tollefsbol, TO Influences de l'alimentation et du microbiome intestinal sur la modulation épigénétique dans le cancer et d'autres maladies. *Clin. Épigénète.* **2015**, *7*, 112. [**Google Scholar**] [**CrossRef**][**Version verte**]
73. Anand, P. ; Kunnumakkara, AB ; Sundaram, C. ; Harikumar, KB ; Tharakan, ST ; Lai, OS ; Sung, B. ; Aggarwal, BB Le cancer est une maladie évitable qui nécessite des changements majeurs au mode de vie. *Pharm. Rés.* **2008**, *25*, 2097–2116. [**Google Scholar**] [**CrossRef**]
74. Leeming, urgence ; Johnson, AJ ; Spector, TD ; Le Roy, CI Effet de l'alimentation sur le microbiote intestinal : repenser la durée d'intervention. *Nutriments* **2019**, *11*, 2862. [**Google Scholar**] [**CrossRef**][**Version verte**]
75. Clément, RJ ; Pazienza, V. Impact de différents types de régime sur les profils de microbiote intestinal et la prévention et le traitement du cancer. *Medicina* **2019** , *55* , 84. [**Google Scholar**] [**CrossRef**][**Version verte**]

76. Ostan, R. ; Lanzarini, C. ; Pini, E. ; Scurti, M. ; Vianello, D. ; Bertarelli, C. ; Fabbri, C. ; Izzi, M. ; Palmas, G. ; Biondi, F. ; et coll. Inflammaging et Cancer : Un défi pour le régime méditerranéen. *Nutriments* **2015**, *7,* 2589–2621. [**Google Scholar**] [**CrossRef**] [**PubMed**][**Version verte**]
77. Martinez-Lacoba, R. ; Pardo-Garcia, I. ; Amo-Saus, E. ; Escribano-Sotos, F. Régime méditerranéen et résultats pour la santé : une méta-révision systématique. *EUR. J. Santé publique* **2018**, *28,* 955–961. [**Google Scholar**] [**CrossRef**] [**PubMed**][**Version verte**]
78. Shively, Californie ; Registre, TC ; Appt, SE ; Clarkson, TB ; Uberseder, B. ; Clair, KYJ ; Wilson, AS ; Chiba, A. ; Tooze, JA ; Cook, KL La consommation du régime méditerranéen par rapport au régime occidental conduit à des populations distinctes de microbiome de la glande mammaire. *Cell Rep.* **2018**, *25,* 47–56. [**Google Scholar**] [**CrossRef**] [**PubMed**][**Version verte**]
79. Pellegrini, M. ; Ippolito, M. ; Monge, T. ; Violi, R. ; Cappello, P. ; Ferrocino, I. ; Cocolin, L.S. ; De Francesco, A. ; Bo, S. ; Finocchiaro, C. Gut microbiota composition after diet and probiotics in overweight breast cancer survivors: A randomized open-label pilot intervention trial. *Nutrition* **2020**, *74,* 110749. [**Google Scholar**] [**CrossRef**]
80. Wieërs, G. ; Belkhir, L. ; Enaud, R. ; Leclercq, S. ; Philippart de Foy, J.M. ; Dequenne, I. ; de Timary, P. ; Cani, P.D. How Probiotics Affect the Microbiota. *Front. Cell. Infect. Microbiol.* **2020**, *9,* 454. [**Google Scholar**] [**CrossRef**][**Green Version**]
81. Terpou, A. ; Papadaki, A. ; Lappa, I.K. ; Kachrimanidou, V. ; Bosnea, L.A. ; Kopsahelis, N. Probiotics in Food Systems:

Significance and Emerging Strategies Towards Improved Viability and Delivery of Enhanced Beneficial Value. *Nutrients* **2019**, *11*, 1591. [**Google Scholar**] [**CrossRef**] [**PubMed**][**Green Version**]

82. De Moreno de LeBlanc, A. ; Matar, C. ; Theriault, C. ; Perdigon, G. Effects of milk fermented by Lactobacillus helveticus R389 on immune cells associated to mammary glands in normal and a breast cancer model. *Immunobiology* **2005**, *210*, 349–358. [**Google Scholar**] [**CrossRef**]
83. Yazdi, M.H. ; Soltan Dallal, M.M. ; Hassan, Z.M. ; Holakuyee, M. ; Agha Amiri, S. ; Abolhassani, M. ; Mahdavi, M. Oral administration of Lactobacillus acidophilus induces IL-12 production in spleen cell culture of. *Br. J. Nutr.* **2010**, *104*, 227–232. [**Google Scholar**] [**CrossRef**][**Green Version**]
84. Lakritz, J.R. ; Poutahidis, T. ; Levkovich, T. ; Varian, B.J. ; Ibrahim, Y.M. ; Chatzigiagkos, A. ; Mirabal, S. ; Alm, E.J. ; Erdman, S.E. Beneficial bacteria stimulate host immune cells to counteract dietary and genetic predisposition to mammary cancer in mice. *Int. J. Cancer* **2014**, *135*, 529–540. [**Google Scholar**] [**CrossRef**][**Green Version**]
85. Kassayová, M. ; Bobrov, N. ; Strojný, L. ; Kisková, T. ; Mikeš, J. ; Demečková, V. ; Orendáš, P. ; Bojková, B. ; Péč, M. ; Kubatka, P. ; et al. Preventive effects of probiotic bacteria Lactobacillus plantarum and dietary fiber in chemically-induced mammary carcinogenesis. *Anticancer Res.* **2014**, *34*, 4969–4975. [**Google Scholar**]
86. Imani Fooladi, A.A. ; Yazdi, M.H. ; Pourmand, M.R. ; Mirshafiey, A. ; Hassan, Z.M. ; Azizi, T. ; Mahdavi, M. ; Soltan Dallal, M.M. Th1 Cytokine Production Induced by Lactobacillus acidophilus in BALB/c Mice Bearing

Transplanted Breast Tumor. *Jundishapur J. Microbiol.* **2015**, *8*, e17354. [**Google Scholar**] [**CrossRef**][**Green Version**]

87. Hassan, Z. ; Mustafa, S. ; Rahim, R.A. ; Isa, N.M. Anti-breast cancer effects of live, heat-killed and cytoplasmic fractions of Enterococcus faecalis and Staphylococcus hominis isolated from human breast milk. *In Vitro Cell. Dev. Biol. Anim.* **2016**, *52*, 337–348. [**Google Scholar**] [**CrossRef**]
88. Zamberi, N.R. ; Abu, N. ; Mohamed, N.E. ; Nordin, N. ; Keong, Y.S. ; Beh, B.K. ; Zakaria, Z.A.B. ; Rahman, N.M.A.N.A. ; Alitheen, N.B. The Antimetastatic and Antiangiogenesis Effects of Kefir Water on Murine Breast Cancer Cells. *Integr. Cancer Ther.* **2016**, *15*, NP53–NP66. [**Google Scholar**] [**CrossRef**] [**PubMed**]
89. Serban, DE Cancers gastro-intestinaux : Influence du microbiote intestinal, des probiotiques et des prébiotiques. *Cancer Lett.* **2014**, *345*, 258–270. [**Google Scholar**] [**CrossRef**] [**PubMed**]
90. Vivarelli, S. ; Falzone, L. ; Basile, MS ; Nicolosi, D. ; Genovese, C. ; Balance, M. ; Salmeri, M. Avantages de l'utilisation de probiotiques comme adjuvants dans le traitement anticancéreux (Review). *Monde Acad. Sci. J.* **2019**, *1*, 125–135. [**Google Scholar**] [**CrossRef**]
91. Toi, M. ; Hirota, S. ; Tomotaki, A. ; Assis sur. ; Hozumi, Y. ; Anan, K. ; Nagashima, T. ; Tokuda, Y. ; Masuda, N. ; Ohsumi, S. ; et coll. Boisson probiotique avec consommation d'isoflavones de soja pour la prévention du cancer du sein : une étude cas-témoins. *Courant. Nutr. Sci alimentaire.* **2013**, *9*, 194–200. [**Google Scholar**] [**CrossRef**]

92. Davani-Davari, D. ; Negahdaripour, M. ; Karimzadeh, I. ; Seifan, M. ; Mohkam, M. ; Masoumi, SJ ; Berenjian, A. ; Ghasemi, Y. Prébiotiques : définition, types, sources, mécanismes et applications cliniques. *Aliments* **2019** , *8* , 92. [**Google Scholar**] [**CrossRef**][**Version verte**]

93. Levy, JI ; Fabien, député ; Peters, JL Approches méta-analytiques pour le développement de la fonction dose-réponse multi-stress : forces, limites et études de cas. *Risque Anal.* **2015**, *35*, 1040–1049. [**Google Scholar**] [**CrossRef**]

94. Chen, S. ; Chen, Y. ; Ma, S. ; Zheng, R. ; Zhao, P. ; Zhang, L. ; Liu, Y. ; Yu, Q. ; Deng, Q. ; Zhang, K. Apport en fibres alimentaires et risque de cancer du sein : revue systématique et méta-analyse d'études épidémiologiques. *Oncotarget* **2016**, *7*, 80980–80989. [**Google Scholar**] [**CrossRef**][**Version verte**]

95. Suzuki, R. ; Rylander-Rudqvist, T. ; Oui, W. ; Saji, S. ; Adlercreutz, H. ; Wolk, A. Apport en fibres alimentaires et risque de cancer du sein post-ménopausique défini par le statut des récepteurs aux œstrogènes et à la progestérone - une étude de cohorte prospective chez les femmes suédoises. *Int. J. Cancer* **2008**, *122*, 403–412. [**Google Scholar**] [**CrossRef**]

96. Zengul, AG ; Demark-Wahnefried, W. ; Barnes, S. ; demain, CD ; Bertrand, B. ; Berryhil, TF ; Frugé, AD Associations entre les fibres alimentaires, le microbiote fécal et le métabolisme des œstrogènes chez les femmes ménopausées atteintes d'un cancer du sein. *Nutr. Un cancer.* **2020**, 1–10. [**Google Scholar**] [**CrossRef**] [**PubMed**]

97. Navarre, SL ; Li, F. ; Lampe, JW Mécanismes d'action des isothiocyanates dans la chimioprévention du cancer : une

mise à jour. *Fonction alimentaire.* **2011**, *2,* 579–587. [**Google Scholar**] [**CrossRef**] [**PubMed**]
98. Kolaátorovaá, L. ; Lapčík, O. ; Staárka, L. Phytoestrogènes et le microbiome intestinal. *J. Physiol. Rés.* **2018**, *67,* S401–S408. [**Google Scholar**] [**CrossRef**] [**PubMed**]
99. Stojanov, S. ; Kreft, S. Gut Microbiota et le métabolisme des phytoestrogènes. *Rév. Bras. Farmacogn.* **2020**, *30,* 145–154. [**Google Scholar**] [**CrossRef**]
100. Zhu, Y. ; Kawaguchi, K. ; Kiyama, R. Voies de signalisation oestrogénique différentielles et directionnelles induites par les entérolignanes et leurs précurseurs. *PLoS ONE* **2017**, *12,* e0171390. [**Google Scholar**] [**CrossRef**][**Version verte**]
101. Zaineddin, AK ; Vrieling, A. ; Buck, K. ; Becker, S. ; Linseisen, J. ; Flesh-Janys, D. ; Kaaks, R. ; Chang-Claude, J. Risque d'entérolactone sérique et de cancer du sein post-ménopausique selon le statut des récepteurs d'œstrogène, de progestérone et d'herceptine 2. *Int. J. Cancer* **2012**, *130,* 1401–1410. [**Google Scholar**] [**CrossRef**]
102. Mabrok, HB ; Klopfleisch, R. ; Ghanem, KZ ; Clavel, T. ; Blaut, M. ; Loh, la transformation de G. Lignan par les bactéries intestinales réduit la charge tumorale dans un modèle de rat gnotobiotique du cancer du sein. *Carcinogenèse* **2012**, *33,* 203–208. [**Google Scholar**] [**CrossRef**][**Version verte**]
103. Fink, BN ; Steck, SE ; Wolff, MS ; Britton, JA ; Kabat, GC ; Gaudet, MM ; Abrahamson, PE ; Bell, P. ; Schroeder, JC ; Teitelbaum, SL Apport alimentaire en flavonoïdes et survie au cancer du sein chez les femmes de Long Island. *Épidémiologie du cancer. Biomarqueurs Préc.* **2007**, *16,* 2285–2292. [**Google Scholar**] [**CrossRef**][**Version verte**]

104. Boyapati, SM ; Shu, XO ; Ruan, ZX ; Dai, Q. ; Cai, Q. ; Gao, Yukon ; Zheng, W. Consommation d'aliments à base de soja et survie au cancer du sein : un suivi de l'étude sur le cancer du sein de Shanghai. *Cancer du sein Rés. Traiter.* **2005**, *92,* 11–17. [**Google Scholar**] [**CrossRef**]
105. Velentzis, LS ; Woodside, JV ; Cantwell, MM ; Leatherhem, AJ ; Keshtgar, MR Les phytoestrogènes réduisent-ils le risque de cancer du sein et de récidive du cancer du sein ? Ce que les cliniciens doivent savoir. *EUR. J. Cancer* **2008**, *44,* 1799–1806. [**Google Scholar**] [**CrossRef**][**Version verte**]
106. Swann, R. ; Perkins, KA ; Velentzis, LS ; Ciria, ch. ; Dutton, SJ ; Mulligan, AA ; Woodside, JV ; Cantwell, MM ; Leatherhem, AJ ; Robertson, CE L'étude DietCompLyf : une étude de cohorte prospective sur la survie au cancer du sein et la consommation de phytoestrogènes. *Maturitas* **2013**, *75,* 232–240. [**Google Scholar**] [**CrossRef**][**Version verte**]
107. Verheus, M. ; van Gils, CH ; Keinan-Boker, L. ; Grâce, PB ; Bingham, SA ; Peeters, PH Phytoestrogènes plasmatiques et risque de cancer du sein subséquent. *J.Clin. Oncol.* **2007**, *25,* 648–655. [**Google Scholar**] [**CrossRef**] [**PubMed**]
108. Donohoe, République dominicaine ; Holley, D. ; Collins, LB ; Montgomery, SA ; Whitmore, AC ; Hillhouse, A. ; Curry, KP ; Renner, SW ; Greenwalt, A. ; Ryan, E. ; et coll. Un modèle de souris gnotobiotique démontre que les fibres alimentaires protègent contre la tumorigenèse colorectale de manière dépendante du microbiote et du butyrate. *Découverte du cancer.* **2014**, *4,* 1387–1397. [**Google Scholar**] [**CrossRef**] [**PubMed**][**Version verte**]
109. Salimi, V. ; Shahsavari, Z. ; Safizadeh, B. ; Hosseini, A. ; Khademian, N. ; Tavakoli-Yaraki, M. Le butyrate de sodium

favorise l'apoptose dans les cellules cancéreuses du sein par la formation d'espèces réactives de l'oxygène (ROS) et la déficience mitochondriale. *Lipides Santé Dis.* **2017**, *16*, 208. [**Google Scholar**] [**CrossRef**] [**PubMed**][**Version verte**]

110. Kim, SJ ; Kim, JS L'effet de la thérapie combinée avec la 5-aza-2'-désoxycylidine, le butyrate de sodium et le tamoxifène sur l'apoptose des lignées cellulaires du cancer du sein. *J.Clin. Oncol.* **2011**, *29*. [**Google Scholar**] [**CrossRef**]
111. Wang, Y. ; Hu, CP ; Ma, YB ; Ventilateur, R. ; Gao, FF ; Zhang, JW ; Wei, L. Apoptose induite par le butyrate de sodium et modifications ultrastructurales des cellules cancéreuses du sein MCF-7. *Ultrastructure. Pathol.* **2016**, *40*, 200–204. [**Google Scholar**] [**CrossRef**]
112. Puupponen-Pimiä, R. ; Aura, AM ; Oksman-Caldentey, KM ; Myllärinen, P. ; Saarela, M. ; Mattila-Sandholm, T. ; Poutanen, K. Développement d'ingrédients fonctionnels pour la santé intestinale. *Tendances Food Sci. Technologie.* **2002**, *13*, 3–11. [**Google Scholar**] [**CrossRef**]
113. Sharma, M. ; Arora, je. ; Stoll, ML ; Li, Y. ; demain, CD ; Barnes, S. ; Berryhill, TF ; Li, S. ; Tollefsbol, TO Impact combinatoire nutritionnel sur le microbiote intestinal et les niveaux plasmatiques d'acides gras à chaîne courte dans la prévention du cancer mammaire chez les souris transgéniques négatives pour les récepteurs aux œstrogènes Her2/neu. *bioRxiv* **2020** . [**Google Scholar**] [**CrossRef**]
114. Zhang, G. ; Wang, Y. ; Zhang, Y. ; Wan, X. ; Li, J. ; Liu, K. ; Wang, F. ; Liu, K. ; Liu, Q. ; Yang, C. ; et coll. Activités anticancéreuses de l'épigallocatéchine-3-gallate de thé chez les patientes atteintes d'un cancer du sein sous

radiothérapie. *Courant. Mol. Méd.* **2012**, *12*, 163–176. [**Google Scholar**] [**CrossRef**][**Version verte**]

115. Sheng, J. ; Shi, W. ; Guo, H. ; Long, W. ; Wang, Y. ; Qi, J. ; Liu, J. ; Xu, Y. L'effet inhibiteur du (-) -épigallocatéchine-3-gallate sur la progression du cancer du sein via la réduction de la méthylation de SCUBE2 et de l'activité DNMT. *Molécules* **2019**, *24*, 2899. [**Google Scholar**] [**CrossRef**][**Version verte**]
116. Kupcinskas, J. ; Hold, GL Microbiote et thérapie du cancer. *Microb. Santé Dis.* **2019**, *1*, e185. [**Google Scholar**]
117. Xu, C. ; Ruan, B. ; Jiang, Y. ; Xue, T. ; Wang, Z. ; Lu, H. ; Wei, M. ; Wang, S. ; Oui, Z. ; Zhai, D. ; et coll. La dysbiose du microbiote intestinal induite par les antibiotiques favorise l'initiation de la tumeur en affectant le développement de l'APC-Th1 chez la souris. *Biochimie. Biophys. Rés. Commun.* **2017**, *488*, 418–424. [**Google Scholar**] [**CrossRef**] [**PubMed**]
118. Pushalkar, S. ; Hundeyin, M. ; Daley, D. ; Zambirinis, CP ; Kurz, E. ; Mishra, A. ; Mohan, N. ; Aykut, B. ; Usyk, M. ; Torres, LE ; et coll. Le microbiome du cancer du pancréas favorise l'oncogenèse par induction de la suppression immunitaire innée et adaptative. *Découverte du cancer.* **2018**, *8*, 403–416. [**Google Scholar**] [**CrossRef**] [**PubMed**][**Version verte**]
119. Vélicer, CM ; Heckbert, SR ; Lampe, JW ; Potier, JD ; Robertson, Californie ; Taplin, SH Utilisation d'antibiotiques en relation avec le risque de cancer du sein. *JAMA* **2004**, *291*, 827–835. [**Google Scholar**] [**CrossRef**] [**PubMed**][**Version verte**]
120. Simin, J. ; Tamimi, RM ; Engstrand, L. ; Callens, S. ; Brusselaers, N. Utilisation d'antibiotiques et risque de

cancer du sein : revue systématique et méta-analyse dose-réponse. *Pharmacol. Rés.* **2020**, *160*, 105072. [**Google Scholar**] [**CrossRef**] [**PubMed**]

121. Chen, J. ; Douglass, J. ; Prasath, V. ; Neace, M. ; Atchian, S. ; Manjili, MH ; Shokouhi, S. ; Habibi, M. Le microbiome et le cancer du sein : Une revue. *Cancer du sein Rés. Traiter.* **2019**, *178*, 493–496. [**Google Scholar**] [**CrossRef**]

122. Iida, N. ; Dzutsev, A. ; Stewart, Californie ; Smith, L. ; Bouladoux, N. ; Weingarten, RA ; Molina, DA ; Salcedo, R. ; Retour, T. ; Cramer, S. ; et coll. Les bactéries commensales contrôlent la réponse du cancer au traitement en modulant le microenvironnement tumoral. *Sciences* **2013**, *342*, 967–970. [**Google Scholar**] [**CrossRef**]

123. Gopalakrishnan, V. ; Spencer, CN ; Nezi, L. ; Ruben, A. ; Andrews, MC ; Karpinets, télévision ; Prieto, Pennsylvanie ; Vicente, D. ; Hoffman, K. ; Wei, SC ; et coll. Le microbiome intestinal module la réponse à l'immunothérapie anti-PD-1 chez les patients atteints de mélanome. *Sciences* **2018**, *359*, 97–103. [**GoogleScholar**] [**CrossRef**][**Version verte**]

124. Saad, R. ; Rizkallah, M. ; Aziz, RK Gut Pharmacomicrobiomics : La pointe d'un iceberg d'interactions complexes entre les médicaments et les microbes associés à l'intestin. *Pathogène intestinal.* **2012** , *4* , 16. [**Google Scholar**] [**CrossRef**][**Version verte**]

125. Viaud, S. ; Daillère, R. ; Boneca, IG ; Lepage, P. ; Langella, P. ; Chamaillard, M. ; Pittet, MJ ; Ghiringhelli, F. ; Trinchieri, G. ; Goldszmid, R. ; et coll. Microbiome intestinal et réponse immunitaire anticancéreuse : Merde vraiment chaude ! *La*

mort cellulaire diffère. **2015**, *22*, 199–214. [**Google Scholar**] [**CrossRef**][**Version verte**]

126. Yang, J. ; Liu, KX ; Qu, JM ; Wang, XD Les changements induits par le cyclophosphamide dans la barrière intestinale et la microflore chez la souris. *EUR. J. Pharmacol.* **2013**, *714*, 120–124. [**Google Scholar**] [**CrossRef**] [**PubMed**]
127. Salva, S. ; Marranzino, G. ; Villena, J. ; Agüero, G. ; Alvarez, S. Les souches probiotiques de Lactobacillus protègent contre la myélosuppression et l'immunosuppression chez les souris traitées au cyclophosphamide. *Int. Immunopharmacol.* **2014**, *22*, 209–221. [**Google Scholar**] [**CrossRef**] [**PubMed**]
128. Westman, EL ; Canova, MJ ; Radhi, IJ ; Koteva, K. ; Kireeva, I. ; Waglechner, N. ; Wright, GD Inactivation bactérienne de la doxorubicine, un médicament anticancéreux. *Chim. Biol.* **2012**, *19*, 1255–1264. [**Google Scholar**] [**CrossRef**][**Version verte**]
129. Viaud, S. ; Saccheri, F. ; Mignot, G. ; Yamazaki, T. ; Daillère, R. ; Hannani, D. ; Enot, DP ; Pfirschke, C. ; Engblom, C. ; Pittet, MJ ; et coll. Le microbiote intestinal module les effets immunitaires anticancéreux du cyclophosphamide. *Sciences* **2013**, *342*, 971–976. [**Google Scholar**] [**CrossRef**] [**PubMed**][**Version verte**]
130. Alexandre, JL ; Wilson, ID ; Teare, J. ; Marchesi, JR ; Nicholson, JK ; Kinross, JM Gut microbiota modulation de l'efficacité et de la toxicité de la chimiothérapie. *Nat. Rév. Gastroenterol. Hépatol.* **2017**, *14*, 356–365. [**Google Scholar**] [**CrossRef**]
131. Daillère, R. ; Vétizou, M. ; Waldschmitt, N. ; Yamazaki, T. ; Isnard, C. ; Poirier-Colame, V. ; Duong, CPM ; Flament, C. ; Lepage, P. ; Roberti, député ; et coll. Enterococcus hirae et

Barnesiella intestinihominis facilitent les effets thérapeutiques immunomodulateurs induits par le cyclophosphamide. *Immunité* **2016**, *45*, 931–943. [**Google Scholar**] [**CrossRef**] [**PubMed**][**Version verte**]

132. Zhou, DJ ; Pan, J. ; Yu, HL ; Zheng, GW ; Xu, JH Découverte ciblée d'une nouvelle souche productrice d'estérase Enterobacter sp. ECU1107 pour la production catalysée par des cellules entières de (2S,3R) -3-phénylglycidate en tant que synthon chiral de Taxol. *Appl. Microbiol. Biotechnol.* **2013**, *97*, 6293–6300. [**Google Scholar**] [**CrossRef**]
133. Oelschlaeger, TA ; Tall, BD Invasion de cellules épithéliales humaines en culture par Klebsiella pneumoniae isolées des voies urinaires. *Infecter. Immun.* **1997**, *65*, 2950–2958. [**Google Scholar**] [**CrossRef**][**Version verte**]
134. Hussein, MH ; Schneider, EK ; Elliott, AG ; Han, M. ; Reyes-Ortega, F. ; Morris, F. ; Blastovitch, MAT ; Jasim, R. ; Currie, B. ; Mayo, M. ; et coll. Du cancer du sein à l'antimicrobien : Combattre les « superbactéries » à Gram négatif extrêmement résistantes à l'aide de nouvelles combinaisons de polymyxine B avec des modulateurs sélectifs des récepteurs aux œstrogènes. *Microb. Résistance aux médicaments.* **2017**, *23*, 640–650. [**Google Scholar**] [**CrossRef**]
135. Gerits, E. ; Defraine, V. ; Vandamme, K. ; De Cremer, K. ; De Brucker, K. ; Thevissen, K. ; Cammue, BPA ; Beullens, S. ; Fauvart, M. ; Verstraeten, N.; et coll. Réutilisation du torémifène pour le traitement des infections bactériennes buccales. *Antimicrobien. Agents Chemother.* **2017**, *61*, e01846-16. [**Google Scholar**] [**CrossRef**][**Version verte**]

136. Jacobs, AC ; Didone, L. ; Jobson, J. ; Sofia, MK ; Krysan, D. ; Dunman, PM Libération d'adénylate kinase en tant que rapporteur compatible avec le criblage à haut débit de la lyse bactérienne pour l'identification d'agents antibactériens. *Antimicrobien. Agents Chemother.* **2013**, *57*, 26–36. [**Google Scholar**] [**CrossRef**] [**PubMed**][**Version verte**]
137. Luxo, C. ; Jurado, AS ; Custódio, JB ; Madeira, VM Effets toxiques du tamoxifène sur la croissance et l'activité respiratoire de Bacillus stearothermophilus. *Toxicol. In Vitro* **2001**, *15*, 303–305. [**Google Scholar**] [**CrossRef**][**Version verte**]
138. Byrd, Californie ; Bornmann, W. ; Erdjument-Bromage, H. ; Tempest, P. ; Pavletich, N. ; Rosen, N. ; Nathan, F. ; Ding, A. La protéine de choc thermique 90 médie l'activation des macrophages par le taxol et le lipopolysaccharide bactérien. *Proc. Natl. Acad. Sci. États-Unis* **1999**, *96*, 5645–5650. [**Google Scholar**] [**CrossRef**] [**PubMed**][**Version verte**]
139. Routy, B. ; Gopalakrishnan, V. ; Daillère, R. ; Zitvogel, L. ; Wargo, JA ; Kroemer, G. Le microbiote intestinal influence l'immunosurveillance anticancéreuse et la santé générale. *Nat. Rév. Clin. Oncol.* **2018**, *15*, 382–396. [**Google Scholar**] [**CrossRef**] [**PubMed**]]
140. Gerits, E. ; Defraine, V. ; Vandamme, K. ; De Cremer, K. ; De Brucker, K. ; Thevissen, K. ; Cammue, BPA ; Beullens, S. ; Fauvart, M. ; Verstraeten, N. ; et coll. Réutilisation du torémifène pour le traitement des infections bactériennes buccales. Antimicrobien. Agents Chemother. 2017, 61, e01846-16. [Google Scholar] [CrossRef][Version verte]

141. Jacobs, AC ; Didone, L.; Jobson, J.; Sofia, MK; Krysan, D.; Dunman, PM Libération d'adénylate kinase en tant que rapporteur compatible avec le criblage à haut débit de la lyse bactérienne pour l'identification d'agents antibactériens. Antimicrobien. Agents Chemother. 2013, 57, 26–36. [Google Scholar] [CrossRef] [PubMed][Version verte]
142. Luxo, C. ; Jurado, AS ; Custódio, JB ; Madeira, VM Effets toxiques du tamoxifène sur la croissance et l'activité respiratoire de Bacillus stearothermophilus. Toxicol. In Vitro 2001, 15, 303–305. [Google Scholar] [CrossRef][Version verte] 14. Van Vliet, MJ ; Harmsen, HJ ; de Bont, ES ; Tissing, WJ Le rôle du microbiote intestinal dans le développement et la sévérité de la mucosite induite par la chimiothérapie. PLoSPathog. 2010, 6 Gerits, E. ; Defraine, V. ; Vandamme, K. ; De Cremer, K. ; De Brucker, K. ; Thevissen, K. ; Cammue, BPA ; Beullens, S. ; Fauvart M. ; Verstraeten, N. ; et coll. Réutilisation du torémifène pour le traitement des infections bactériennes buccales. Antimicrobien. Agents Chemother. 2017, 61, e01846-16. [Google Scholar] [CrossRef][Version verte]
143. Jacobs, AC ; Didone, L. ; Jobson, J. ; Sofia, MK ; Krysan, D. ; Dunman, PM Libération d'adénylate kinase en tant que rapporteur compatible avec le criblage à haut débit de la lyse bactérienne pour l'identification d'agents antibactériens. Antimicrobien. Agents Chemother. 2013, 57, 26–36. [Google Scholar] [CrossRef] [PubMed][Version verte]
144. Luxo, C. ; Jurado, AS ; Custódio, JB ; Madeira, VM Effets toxiques du tamoxifène sur la croissance et l'activité respiratoire de Bacillus stearothermophilus. Toxicol. In Vitro 2001, 15, 303–305. [Google Scholar] [CrossRef] Version verte

145. 145. Kushad MM, Brown AF, Kurilich AC et al. Variation of glucosinolates in vegetable crops of Brassica oleracea. *J Agric Food Chem* 1999 April; 47(4):1541-8.
146. 146.Matusheski NV, Juvik JA, Jeffery EH. Heating decreases epithiospecifier protein activity and increases sulforaphane formation in broccoli. *Phytochemistry* 2004 May; 65(9):1273-81.
147. 147.Hu R, Khor TO, *et al.* Cancer chemoprevention of intestinal polyposis in ApcMin/+ mice by sulforaphane, a natural product derived from cruciferous vegetable. *Carcinogenesis* 2006 May 4.
148. 148.Hwang ES, Jeffery EH. Induction of quinone reductase by sulforaphane and sulforaphane N-acetylcysteine conjugate in murine hepatoma cells. *J Med Food* 2005; 8(2):198-203.
149. 149.Myzak MC, Dashwood RH. Chemoprotection by sulforaphane: keep one eye beyond Keap1. *Cancer Lett* 2006 February 28; 233(2):208-18.
150. Moreno DA, Carvajal M, *et al.* Chemical and biological characterisation of nutraceutical compounds of broccoli. *J Pharm Biomed Anal* 2006 May 17.
151. Brew CT, Aronchik I, *et al.* Indole-3-carbinol activates the ATM signaling pathway independent of DNA damage to stabilize p53 and induce G1 arrest of human mammary epithelial cells. *Int J Cancer* 2006 February 15; 118(4):857-68.
152. Firestone GL, Bjeldanes LF. Indole-3-carbinol and 3-3'-diindolylmethane antiproliferative signaling pathways control cell-cycle gene transcription in human breast cancer cells by regulating promoter-Sp1 transcription factor interactions. *J Nutr* 2003 July; 133(7 Suppl):2448S-55S.
153. Gong Y, Sohn H, *et al.* 3,3'-Diindolylmethane is a novel mitochondrial H(+)-ATP synthase inhibitor that can induce

p21(Cip1/Waf1) expression by induction of oxidative stress in human breast cancer cells. *Cancer Res* 2006 May 1;66(9):4880-7.

154. Hsu JC, Zhang J, *et al.* Indole-3-carbinol inhibition of androgen receptor expression and downregulation of androgen responsiveness in human prostate cancer cells. *Carcinogenesis* 2005 November; 26(11):1896-904.
155. Qi M, Anderson AE, *et al.* Indole-3-carbinol prevents PTEN loss in cervical cancer in vivo. *Mol Med*2005 January; 11(1-12):59-63.
156. Dashwood RH. Indole-3-carbinol: anticarcinogen or tumor promoter in brassica vegetables? *Chem Biol Interact* 1998 March 12; 110(1-2):1-5.
157. Choi WJ, Kim J. Dietary factors and the risk of thyroid cancer: a review. Clin Nutr Res. 2014 Jul; 3(2):75-88.
158. Fraser PD, Bramley PM. The biosynthesis and nutritional uses of carotenoids. *Prog Lipid Res*. 2004 May; 43(3):228-65.
159. He FJ, Nowson CA, *et al.* Increased consumption of fruit and vegetables is related to a reduced risk of coronary heart disease: meta-analysis of cohort studies. *J Hum Hypertens* 2007; 21:717-28.
160. Soerjomataram I, Oomen D, *et al.* Increased consumption of fruit and vegetables and future cancer incidence in selected European countries. *Eur J Cancer* 2010; 46:2563-80.
161. Harding AH, Wareham NJ, *et al.* Plasma vitamin C level, fruit and vegetable consumption, and the. Risk of new-onset type 2 diabetes mellitus: the European prospective investigation of cancer--Norfolk prospective study. *Arch Intern Med* 2008; 168:1493-9.

162. Song L, Thornalley PJ. Effect of storage, processing and cooking on glucosinolate content of Brassica vegetables. *Food Chem Toxicol* 2007 February; 45(2):216-24.
163. Kirsh VA, Peters U, Mayne ST et al. (2007) Prospective study of fruit and vegetable intake and risk of prostate cancer. Journal of the National Cancer Institute 99, 1200-1209.
164. Ambrosini GL, De Klerk NH, Fritschi L, *et al.* (2008) Fruit, vegetable, vitamin A intakes, and prostate cancer risk. Prostate Cancer and Prostatic Diseases 11, 61-66.
165. Tang L, Zirpoli GR, Guru K et al. (2010) Intake of Cruciferous Vegetables Modifies Bladder Cancer Survival. Cancer Epidemiology Biomarkers & Prevention 19, 1806-1811.
166. Jeffery EH & Keck AS (2008) Translating knowledge generated by epidemiological and in vitro studies into dietary cancer prevention. Molecular Nutrition & Food Research 52, S7-S17.
167. Yanaka A, Fahey JW, Fukumoto A et al. (2009) Dietary Sulforaphane-Rich Broccoli Sprouts Reduce Colonization and Attenuate Gastritis in Helicobacter pylori-Infected Mice and Humans. Cancer Prevention Research 2, 353-360
168. Lin J, Rexrode KM, Hu F et al. (2007) Dietary intakes of flavonols and flavones and coronary heart disease in US women. American Journal of Epidemiology 165, 1305-1313.
169. Calderon-Montano JM, Burgos-Moron E, Perez-Guerrero C, et al. (2011) A Review on the Dietary Flavonoid Kaempferol. Mini-Reviews in Medicinal Chemistry 11, 298-344.
170. Amin ARMR, Kucuk O, Khuri FR et al. (2009) Perspectives for Cancer Prevention with Natural Compounds. Journal of Clinical Oncology 27,2712-2725.
171. Riccioni G (2009) Carotenoids and cardiovascular disease. Current Atherosclerosis Reports 11, 434-439.

172. Kevers C, Falkowski M, Tabart J et al. (2007) Evolution of antioxidant capacity during storage of selected fruits and vegetables. Journal of Agricultural and Food Chemistry 55, 8596-8603.
173. Juge N, Mithen RF & Traka M (2007) Molecular basis for chemoprevention by sulforaphane: a comprehensive review. Cellular and Molecular Life Sciences 64, 1105-1127.
174. Li YY, Zhang T, Korkaya H et al. (2010) Sulforaphane, a Dietary Component of Broccoli/Broccoli Sprouts, Inhibits Breast Cancer Stem Cells.Clinical Cancer Research 16, 2580-2590.
175. Herr I & Buchler MW (2010) Dietary constituents of broccoli and other cruciferous vegetables: Implications for prevention and therapy of cancer. Cancer Treatment Reviews 36, 377-383.
176. Vermeulen M, Klopping-Ketelaars IWAA, van den Berg R et al. (2008) Bioavailability and Kinetics of Sulforaphane in Humans after Consumption of Cooked versus Raw Broccoli. Journal of Agricultural and Food Chemistry 56, 10505-10509.
177. Chauhan DP. Chemotherapeutic potential of curcumin for colorectal cancer.*Curr Pharm Des*2002;8(19):1695-706.
178. Moss Ralph. *Curries and Cancer Rates*. The Moss Reports, October 23, 2002. http://cancerdecisions.com [Consulté le 29 mars 2011]
179. Anticancer and carcinogenic properties of curcumin: considerations for its clinical development as a cancer chemopreventive and chemotherapeutic agent. López-Lázaro M. *Nutr Food Res*. 2008 Jun; 52 Suppl 1: S103-27. Review.
180. . Surh YJ, Chun KS. *Adv Exp Med Biol*.2007; 595:149-72.
181. ReviewUS National Institutes of Health. Trial of Curcumin and Cancer. http://clinicaltrials.gov

182. Phase I clinical trial of curcumin, a chemopreventive agent, in patients with high-risk or pre-malignant lesions. Cheng AL, Hsu CH, *et al. Anticancer Res.* 2001 Jul-Aug; 21(4B):2895-900.
183. Phase II trial of curcumin in patients with advanced pancreatic cancer. Dhillon N, Aggarwal BB, *et al.Clin Cancer Res.* 2008 Jul 15 ;14(14) :4491-9.
184. US National Institutes of Health. Trial of Curcumin and Cancer. http://clinicaltrials.gov
185. Curcumin and gemcitabine in patients with advanced pancreatic cancer. Epelbaum R, Schaffer M,*et al. Nutr Cancer.* 2010 ;62(8) :1137-41.
186. Garcea G, Jones DJ, *et al.* Detection of curcumin and its metabolites in hepatic tissue and portal blood of patients following oral administration. *Br J Cancer.* 2004 Mar 8; 90(5):1011-5.
187. Modulation of anti-apoptotic and survival pathways by curcumin as a strategy to induce apoptosis in cancer cells. Reuter S, Eifes S, *et al. Biochem Pharmacol.* 2008 Dec 1; 76(11):1340-51. Review.
188. Curcumin, the golden spice from Indian saffron, is a chemosensitizer and radiosensitizer for tumors and chemoprotector and radioprotector for normal organs. Goel A, Aggarwal BB. *Nutr Cancer.* 2010 Oct; 62(7):919-30. Review.
189. Antimicrobial activity of curcumin against Indian Helicobacter pylori and also during mice infection. De R, Kundu P, *et al. Antimicrob Agents Chemother.* 2009 Feb 9.
190. Comparative antiulcer effect of Bisdemethoxycurcumin and Curcumin in a gastric ulcer model system.MahattanadulS, Nakamura T, *et al. Phytomedicine.* 2009 Jan 31.

191. Curcuma longa extract protects against gastric ulcers by blocking H2 histamine receptors. Kim DC, Kim SH, *et al*. *Biol Pharm Bull*. 2005 Dec;28(12):2220-4. Texte intégral : www.jstage.jst.go.jp
192. Prucksunand C, Indrasukhsri B, *et al*. Phase II clinical trial on effect of the long turmeric (Curcuma longa Linn) on healing of peptic ulcer. *Southeast Asian J Trop Med Public Health* 2001 Mar; 32(1):208-15.
193. Curcumin therapy in inflammatory bowel disease: a pilot study. Holt PR, Katz S, Kirshoff R. *Dig Dis Sci*. 2005 Nov; 50(11):2191-3.
194. Chuengsamarn, S., Rattanamongkolgul, S., Luechapudiporn, R., Phisalaphong, C., and Jirawatnotai, S. Curcumin extract for prevention of type 2 diabetes. Diabetes Care 2012; 35(11):2121-2127.
195. Baum L, Cheung SK, Mok VC, Lam LC, Leung VP, Hui E, Ng CC, Chow M, Ho PC, Lam S, Woo J, Chiu HF, Goggins W, Zee B, Wong A, Mok H, Cheng WK, Fong C, Lee JS, Chan MH, Szeto SS, Lui VW, Tsoh J, Kwok TC, Chan IH, Lam CW. Curcumin effects on blood lipid profile in a 6-month human study. Pharmacol Res. 2007 Dec;56(6):509-14. Epub 2007 Sep 18.
196. Naturalexis.com, 10 propriétés du poivre noir
197. Lee Y, Howard LR, Villalon B. *Flavonoids and antioxidant activity of fresh pepper (Capsicum annuum) Cultivars*. Journal of Food Science 1995; 60(3):473-6.
198. Willcox JK, Ash SL, Catignani GL. *Antioxidants and prevention of chronic disease*. Crit Rev Food Sci Nutr 2004; 44(4):275-95.
199. Materska M, Perucka I. Antioxidant activity of the main phenolic compounds isolated from hot pepper fruit

(Capsicum annuum L). *J Agric Food Chem* 2005 March 9; 53(5):1750-6.

200. Howard LR, Talcott ST, *et al.* Changes in phytochemical and antioxidant activity of selected pepper cultivars (Capsicum species) as influenced by maturity. *J Agric Food Chem* 2000 May; 48(5):1713-20.

201. Lee Y, Howard LR, Villalon B. *Flavonoids and antioxidant activity of fresh pepper (Capsicum annuum) Cultivars*. Journal of Food Science 1995; 60(3):473-6.

202. Borges RM. Why are chillies pungent?*J Biosci* 2001 September; 26(3):289-91.

203. Luqman S, Rizvi SI. Protection of lipid peroxidation and carbonyl formation in proteins by capsaicin in human erythrocytes subjected to oxidative stress. *Phytother Res* 2006 April; 20(4):303-6.

204. Doucet E, Tremblay A. Food intake, energy balance and body weight control. *Eur J Clin Nutr* 1997 December; 51(12):846-55.

205. Lejeune MP, Kovacs EM, Westerterp-Plantenga MS. Effect of capsaicin on substrate oxidation and weight maintenance after modest body-weight loss in human subjects. *Br J Nutr* 2003 September; 90(3):651-9.

206. Lim K, Yoshioka M, *et al.* Dietary red pepper ingestion increases carbohydrate oxidation at rest and during exercise in runners. *Med Sci Sports Exerc* 1997 March; 29(3):355-61.

207. Westerterp-Plantenga MS, Smeets A, Lejeune MP. Sensory and gastrointestinal satiety effects of capsaicin on food intake. *Int J Obes* (Lond) 2005 June; 29(6):682-8.

208. Yoshioka M, St-Pierre S, *et al.* Effects of red pepper on appetite and energy intake. *Br J Nutr* 1999 August; 82(2):115-23.

209. Yoshioka M, Imanaga M, *et al.* Maximum tolerable dose of red pepper decreases fat intake independently of spicy sensation in the mouth. *Br J Nutr* 2004 June; 91(6):991-5.
210. Aggarwal BB, Shishodia S. Molecular targets of dietary agents for prevention and therapy of cancer.*Biochem Pharmacol* 2006 May 14;71(10):1397-421.
211. Surh Y. Molecular mechanisms of chemopreventive effects of selected dietary and medicinal phenolic substances. *Mutat Res* 1999 July 16; 428(1-2):305-27.
212. Surh YJ, Lee E, Lee JM. Chemoprotective properties of some pungent ingredients present in red pepper and ginger. *Mutat Res* 1998 June 18; 402(1-2):259-67.
213. Surh YJ. Anti-tumor promoting potential of selected spice ingredients with antioxidative and anti-inflammatory activities: a short review. *Food Chem Toxicol* 2002 August; 40(8):1091-7.
214. Miean KH, Mohamed S. Flavonoid (myricetin, quercetin, kaempferol, luteolin, and apigenin) content of edible tropical plants. *J Agric Food Chem* 2001 June; 49(6):3106-12.
215. Ross JA, Kasum CM. Dietary flavonoids: bioavailability, metabolic effects, and safety. *Annu Rev.*
216. Passeport Santé : Le piment fort contre le cancer : Le miracle de la capsaîcine. Améliore ta santé.com
217. Razavi R., Chan Y., Afifiyan F.N., *et al.*, 2006 - TRPV1+ sensory neurons control beta cell stress and islet inflammation in autoimmune diabetes. *Cell* 127 (6): 1123–35. doi:10.1016/j. cell.2006.10.038.
218. Chili extract makes diabetes go away
219. Blood sugar en price by Charmaine D'Souza
220. Souâd Akroum, *Inhibition de quelques bactéries pathogènes par les extraits éthanoliques de rosmarinus officinalis*, Sept. 2008

221. Aqel M B, J Ethnopharmacol, 33 (1991) 57.
222. Al-Sereiti M R & Said S A, First Medical Conference of Libya, 1992, 2.
223. M R Al-Sereitia et al., « Pharmacology of rosemary (Rosmarinus officinalis Linn.) and its therapeutic potentials », *Indian Journal of Experimental Biology*, Vol. 37, February 1999, p. 124-131.
224. Patricia Lanza. *Lasagna Gardening with Herbs*. 2004.
225. *Rapport fait à la Convention nationale dans la séance du 3 du second mois de la seconde année de la République Française, p. 28* .
226. Justesen U, Knuthsen P, Leth T. Quantitative analysis of flavonols, flavones, and flavanones in fruits, vegetables and beverages by high-performance liquid chromatography with photo-diode array and mass spectrometric detection. *J Chromatogr A*. 1998; 799:101-110.
227. van Acker SA, van den Berg DJ, Tromp MN *et al*. Structural aspects of antioxidant activity of flavonoids. *Free Radic Biol Med*.1996; 20:331-342.
228. Kuo ML, Lee KC, Lin JK. Genotoxicities of nitropyrenes and their modulation by apigenin, tannic acid, ellagic acid and indole-3-carbinol in the Salmonella and CHO systems. *Mutat Res*.1992; 270:87-95.
229. Birt DF, Mitchell D, Gold B *et al*. Inhibition of ultraviolet light induced skin carcinogenesis in SKH-1 mice by apigenin, a plant flavonoid. *Anticancer Res*.1997; 17:85-91.
230. Nielsen SE, Young JF, Daneshvar B *et al*. Effect of parsley (Petroselinum crispum) intake on urinary apigenin excretion, blood antioxidant enzymes and biomarkers for oxidative stress in human subjects. *Br J Nutr*.1999; 81:447-455.
231. Yanardag R, Bolkent S, Tabakoglu-Oguz A *et al*. Effects of Petroselinum crispum extract on pancreatic B cells and blood

glucose of streptozotocin-induced diabetic rats. *Biol Pharm Bull.*2003; 26:1206-1210.

232. Larsen E, Christensen LP. Simple saponification method for the quantitative determination of carotenoids in green vegetables. *J Agric Food Chem.*2005; 53:6598-6602.

233. Fraser PD, Bramley PM. The biosynthesis and nutritional uses of carotenoids.*Prog Lipid Res.*2004; 43:228-265.

234. *"Resveratrol decreases the levels of miR-155 by upregulating miR-663, a microRNA targeting JunB and JunD"* Esmerina Tili1, Jean-Jacques Michaille1,2, *, Brett Adair1, Hansjuerg Alder1, Emeric Limagne2, Cristian Taccioli1, Manuela Ferracin1, Dominique Delmas2, Norbert Latruffe2 and Carlo M. Croce1. Carcinogenesis. 2010 Sep ;31(9) :1561-6. doi: 10.1093/carcin/bgq143. Epub 2010 Jul 9.

235. Norbert Latruffe. LBMN-Inserm U866, Université de Bourgogne, Faculté Gabriel, 6 Bd. Gabriel, 21000 Dijon, France. *"Resveratrol modulates the levels of micro RNAs targeting genes encoding tumor-suppressors and effectors of TGFb signaling pathway in SW480 cells"* ***Carcinogenesis***, septembre 2010 vol (2010 31: 1561-1566)

236. De Amicis F, Giordano F, Vivacqua A, Pellegrino M, Panno ML, Tramontano D, Fuqua SA, Andò S.FASEB J. 2011 Oct;25(10):3695-707. doi: 10.1096/fj.10-178871. Epub 2011 Jul 7. Resveratrol, through NF-Y/p53/Sin3/HDAC1 complex phosphorylation, inhibits estrogen receptor alpha gene expression via p38MAPK/CK2 signaling in human breast cancer cells.

237. P. Bernanose. « Cancer du Sein : Un polyphenol du vin rouge démontre son efficacité anti-tumorale- RESVERATROL et VIN ROUGE : Un agent anti-inflammatoire et anti-cancéreux ? » Publié le 03/10/2011.

238. A randomized, double-blind, four-arm parallel-group, placebo-controlled Phase II/III study to investigate the clinical efficacy of two galenic formulations of Polyphenon E in the treatment of external genital warts. Gross G, Meyer KG, Pres H, Thielert C, Tawfik H, Mescheder A. J Eur Acad Dermatol Venereol. 2007 Nov;21(10):1404-12.
239. Topical Polyphenon E in the treatment of external genital and perianal warts: a randomized controlled trial. Stockfleth E[1], Beti H, Orasan R, Grigorian F, Mescheder A, Tawfik H, Thielert C.Br J Dermatol. 2008 Jun; 158(6):1329-38. doi: 10.1111/j.1365-2133.2008.08520. x. Epub 2008 Mar 20.
240. Green tea catechins for treatment of external genital warts. Meltzer SM, Monk BJ, Tewari KS. Am J Obstet Gynecol. 2009 Mar; 200(3): 233.e1-7. doi: 10.1016/j.ajog.2008.07.064. Epub 2008 Nov 18.
241. Flavonoids, flavonoid-rich foods, and cardiovascular risk: a meta-analysis of randomized controlled trials. Hooper L, Kroon PA, Rimm EB, Cohn JS, Harvey I, Le Cornu KA, Ryder JJ, Hall WL, Cassidy A *Am J Clin Nutr*. 2008 Jul; 88(1):38-50.
242. A green tea extract high in catechins reduces body fat and cardiovascular risks in humans. Nagao T, Hase T, Tokimitsu I. *Obesity (Silver Spring)*. 2007 Jun; 15(6):1473-83.
243. Effect of green tea extract on obese women: a randomized, double-blind, placebo-controlled clinical trial. Hsu CH, Tsai TH, Kao YH, Hwang KC, Tseng TY, Chou P. *Clin Nutr*. 2008 Jun; 27(3):363-70. doi: 10.1016/j.clnu.2008.03.007. Epub 2008 May 12.
244. Catechin Safely Improved Higher Levels of Fatness, Blood Pressure, and Cholesterol in Children Takeshi Matsuyama, Yuriko Tanaka, Isamu Kamimaki, Tomonori Nagao and Ichiro Tokimitsu. 2008 jun; 16(6):1338-48. Epub 2008 Mar 20.

245. Daily consumption of an aqueous green tea extract supplement does not impair liver function or alter cardiovascular disease risk biomarkers in healthy men. Frank J[1], George TW, Lodge JK, Rodriguez-Mateos AM, Spencer JP, Minihane AM, Rimbach G. *J Nutr.* 2009 Jan; 139(1):58-62. doi: 10.3945/jn.108.096412. Epub 2008 Dec 3.
246. Standardized capsule of Camellia sinensis lowers cardiovascular risk factors in a randomized, double-blind, placebo-controlled study. Nantz MP, Rowe CA, Bukowski JF, Percival SS. Nutrition. 2009 Feb ;25(2) :147-54. doi: 10.1016/*j.nut*.2008.07.018. Epub 2008 Oct 9.
247. Effects of dietary supplementation with the green tea polyphenol epigallocatechin-3-gallate on insulin resistance and associated metabolic risk factors: randomized controlled trial. Brown AL, Lane J, Coverly J, Stocks J, Jackson S, Stephen A, Bluck L, Coward A, Hendrickx H. *Br J Nutr.* 2009 Mar;101(6):886-94. doi: 10.1017/S0007114508047727. Epub 2008 Aug 19
248. Purified black tea theaflavins and theaflavins/catechin supplements did not affect serum lipids in healthy individuals with mildly to moderately elevated cholesterol concentrations. Trautwein EA, Du Y, Meynen E, Yan X, Wen Y, Wang H, Molhuizen HO. *Eur J Nutr.* 2010 Feb; 49(1):27-35. doi: 10.1007/s00394-009-0045-7. Epub 2009 Jul 29.
249. Tea catechin consumption reduces circulating oxidized low-density lipoprotein. Inami S, Takano M, Yamamoto M, Murakami D, Tajika K, Yodogawa K, Yokoyama S, Ohno N, Ohba T, Sano J, Ibuki C, Seino Y, Mizuno K. Int Heart J. 2007 Nov; 48(6):725-32.
250. Qualified Health Claims: Letter of Denial - Green Tea and Reduced Risk of Cardiovascular Disease (Docket No. 2005Q-0297). Stanley M. Tarka, Jr., Ph.D. May 9, 2006.

251. Effect of green tea catechins with or without caffeine on anthropometric measures: a systematic review and meta-analysis. Phung OJ, Baker WL, Matthews LJ, Lanosa M, Thorne A, Coleman CI. Am J Clin Nutr. 2010 Jan; 91(1):73-81. doi: 10.3945/ajcn.2009.28157. Epub 2009 Nov 11
252. Efficacy of a green tea extract rich in catechin polyphenols and caffeine in increasing 24-h energy expenditure and fat oxidation in humans. Dulloo AG, Duret C, Rohrer D, Girardier L, Mensi N, Fathi M, Chantre P, Vandermander J. *Am J Clin Nutr*. 1999 Dec; 70(6):1040-5.
253. Body weight loss and weight maintenance in relation to habitual caffeine intake and green tea supplementation. Westerterp-Plantenga MS, Lejeune MP, Kovacs EM. Obes Res. 2005 Jul ;13(7):1195-204.
254. Effectiveness of green tea on weight reduction in obese Thais: A randomized, controlled trial.Auvichayapat P[1], Prapochanung M, Tunkamnerdthai O, Sripanidkulchai BO, Auvichayapat N, Thinkhamrop B, Kunhasura S, Wongpratoom S, Sinawat S, Hongprapas P. Physiol Behav. 2008 Feb 27; 93(3):486-91. Epub 2007 Oct 18.
255. Effectiveness of green tea on weight reduction in obese Thais: A randomized, controlled trial.Auvichayapat P[1], Prapochanung M, Tunkamnerdthai O, Sripanidkulchai BO, Auvichayapat N, Thinkhamrop B, Kunhasura S, Wongpratoom S, Sinawat S, Hongprapas P. *Physiol Behav*. 2008 Feb 27; 93(3):486-91. Epub 2007 Oct 18.
256. The epidemiology of prostatic cancer. Geographical distribution and time-trends.Muir CS, Nectoux J, Staszewski J. *Acta Oncol*. 1991; 30(2):133-40.
257. Global cancer statistics, 2002.Parkin DM[1], Bray F, Ferlay J, Pisani P. *CA Cancer J Clin.* 2005 Mar-Apr; 55(2):74-108

258. Cancer prevention by tea: animal studies, molecular mechanisms and human relevance.Yang CS, Wang X, Lu G, Picinich SC . Nat Rev Cancer. 2009 Jun; 9(6):429-39. doi: 10.1038/nrc2641.
259. Green tea consumption and prostate cancer risk in Japanese men: a prospective study.Kurahashi N, Sasazuki S, Iwasaki M, Inoue M, Tsugane S; JPHC Study Group. *Am J Epidemiol.* 2008 Jan 1; 167(1):71-7. Epub 2007 Sep 29.
260. Protective effect of green tea against prostate cancer: a case-control study in southeast China.Jian L, Xie LP, Lee AH, Binns CW. *Int J Cancer.* 2004 Jan 1; 108(1):130-5.
261. No association between green tea and prostate cancer risk in Japanese men: the Ohsaki Cohort Study.Kikuchi N, Ohmori K, Shimazu T, Nakaya N, Kuriyama S, Nishino Y, Tsubono Y, Tsuji I. Br J Cancer. 2006 Aug 7; 95(3):371-3. Epub 2006 Jun 27.
262. Chemoprevention of human prostate cancer by oral administration of green tea catechins in volunteers with high-grade prostate intraepithelial neoplasia: a preliminary report from a one-year proof-of-principle study.Bettuzzi S[1], Brausi M, Rizzi F, Castagnetti G, Peracchia G, Corti A. *Cancer Res.* 2006 Jan 15; 66(2):1234-40.
263. The effects of green tea consumption on incidence of breast cancer and recurrence of breast cancer: a systematic review and meta-analysis.Seely D, Mills EJ, Wu P, Verma S, Guyatt GH. *Integr Cancer Ther.* 2005 Jun; 4(2):144-55.
264. Green tea, black tea and breast cancer risk: a meta-analysis of epidemiological studies.Sun CL[1], Yuan JM, Koh WP, Yu MC. *Carcinogenesis.* 2006 Jul; 27(7):1310-5. Epub 2005 Nov 25.
265. Green tea consumption and breast cancer risk or recurrence: a meta-analysis.Ogunleye AA[1], Xue F, Michels KB. *Breast*

Cancer Res Treat. 2010 Jan; 119(2):477-84. doi: 10.1007/s10549-009-0415-0. Epub 2009 May 13.

266. Reduced risk of esophageal cancer associated with green tea consumption.Gao YT[1], McLaughlin JK, Blot WJ, Ji BT, Dai Q, Fraumeni JF Jr. *J Natl Cancer Inst.* 1994 Jun 1; 86(11):855-8.
267. Urinary tea polyphenols in relation to gastric and esophageal cancers: a prospective study of men in Shanghai, China.Sun CL, Yuan JM, Lee MJ, Yang CS, Gao YT, Ross RK, Yu MC. *Carcinogenesis*. 2002 Sep; 23(9):1497-503.
268. Intervention and follow-up on human esophageal precancerous lesions in Henan, northern China, a high-incidence area for esophageal cancer.Wang LD, Zhou Q, Feng CW, Liu B, Qi YJ, Zhang YR, Gao SS, Fan ZM, Zhou Y, Yang CS, Wei JP, Zheng S. *Gan To Kagaku Ryoho*. 2002 Feb; 29 Suppl 1: 159-72.
269. Tea consumption and risk of endometrial cancer: a metaanalysis.Tang NP, Li H, Qiu YL, Zhou GM, Ma J. *Am J Obstet Gynecol.* 2009 Dec; 201(6): 605.e1-8. doi: 10.1016/j.ajog.2009.07.030. Epub 2009 Sep 20.
270. Letter Responding to Health Claim Petition dated January 27, 2004: Green Tea and Reduced Risk of Cancer Health Claim (Docket number FDA-2004-Q-0427). February 24, 2011
271. Effect of cocoa and tea intake on blood pressure: a meta-analysis.Taubert D, Roesen R, Schömig E. *Arch Intern Med.* 2007 Apr 9; 167(7):626-34.
272. Santé Canada. Médicaments et produits de santé-Extraits de thé vert. Gouvernement du Canada. Consulté le 22 janvier 2016. www.hc-sc.gc.ca
273. Santé Canada. Médicaments et produits de santé-Bulletin canadien des effets indésirables. Gouvernement du Canada. Consulté le 22 janvier 2016. www.hc-sc.gc.ca

274. The acute effects of L-theanine in comparison with alprazolam on anticipatory anxiety in humans.Lu K, Gray MA, Oliver C, Liley DT, Harrison BJ, Bartholomeusz CF, Phan KL, Nathan PJ. *Hum Psychopharmacol.* 2004 Oct; 19(7):457-65.
275. L-theanine, a natural constituent in tea, and its effect on mental state. Nobre AC, Rao A, Owen GN. *Asia Pac J Clin Nutr.* 2008; 17 Suppl 1:167-8.
276. L-Theanine reduces psychological and physiological stress responses.Kimura K, Ozeki M, Juneja LR, Ohira H. *Biol Psychol.* 2007 Jan; 74(1):39-45. Epub 2006 Aug 22.
277. Specific formulation of Camellia sinensis prevents cold and flu symptoms and enhances gamma,delta T cell function: a randomized, double-blind, placebo-controlled study. Rowe CA[1], Nantz MP, Bukowski JF, Percival SS. *J Am Coll Nutr.* 2007 Oct;26(5):445-52.
278. Comment enrayer 'l'épidémie' des cancers du sein et des récidives ? *Professeur Henri Joyeux et Docteur Bérengère Arnal.*
279. Les aliments contre le cancer, *Dr Denis Gingras et Dr Richard Bélivau, Editions Solar.*
280. Alimentation vivante pour une santé optimale, *Brian R. Clement et Theresa Foy DiGeronimo de l'Institut de santé Hippocrate, Editions Marcel Broquet.*
281. Anticancer, *David Servan-Schreiber, Editions Robert Laffont.*
282. Cancer Chemopreventive Activity of Resveratrol, a Natural Product Derived from GrapesMeishiang Jang, Lining Cai[*], George O. Udeani, Karla V. Slowing, Cathy F. Thomas, Christopher W. W. Beecher, John M. Pezzuto.
283. Docteur Jean-pierre WILLEM ALTERNATIVES NATURELLES AUX TRAITEMENTS CHIMIQUES DES TROUBLES PSYCHIATRIQUES.

284. Cedric F. Garland et al, the Role of Vitamin D in Cancer Prevention, Am J Public Health,2006,96 (2): 252-261 GrantWB et al, Ecological Studies of the UVB –Vitamin D-cancer hypothesis, Anticancer Res,2012;32(1):223-36
285. Marwan G. Fakik et al , Chemotherapy is linked to severe vitamin D deficiency in patients with colorectal cancer, Int J Colorectal Dis,2009;24(2):219-224.
286. Cancer Chemopreventive Activity of Resveratrol, a Natural Product Derived from GrapesMeishiang Jang, Lining Cai*, George O. Udeani, Karla V. Slowing, Cathy F. Thomas, Christopher W. W. Beecher, John M. Pezzuto
287. Docteur Jean-pierre WILLEM ALTERNATIVES NATURELLES AUX TRAITEMENTS CHIMIQUES DES TROUBLES PSYCHIATRIQUES
288. Michael Wirth et al, The Epidemiology of Cancer Among Police Officers, *Am J Ind Med,* 2013; 56(4): 439-453.
289. Cedric F. Garland et al, the Role of Vitamin D in Cancer Prevention, Am J Public Health,2006,96 (2): 252-261 GrantWB et al, Ecological Studies of the UVB –Vitamin D-cancer hypothesis, *Anticancer Res*,2012;32(1):223-36
290. Marwan G. Fakik et al, Chemotherapy is linked to severe vitamin D deficiency in patients with colorectal cancer, *Int J Colorectal* Dis,2009;24(2):219-224.
291. Qi Dai et al, the relation of magnesium and calcium intakes and a genetic polymorphism in the magnesium transporter to colorectal neoplasia risk, *Am J Clin Nutr,* 2007;86(3):743-751.
292. Thiébaut AC et al, Dietary intakes of omega-6 and omega-3, polyunsaturated fatty acids ans the risk of breast cancer, *Int J Cancer,* 2009;124(4):924-31
293. Camille Pouchieu et al, Prospective Associations between Plasma Saturated, Monounsaturated and Polyunsaturated Fatty Acids and Overall and Breast Cancer Risk- Modulation

by Antioxidants: A Nested case-control Study, *PLoS One* .2014; 9(2): e90442.
294. De LORGERIL M et al, Helping women to good healt: breast cancer, omega 3/omega 6 lipids, and related lifestyle factors, *BMC Med,* 2014; 12:54.
295. Adhami VM et al, cancer chemoprevention by pomegranate: Laboratory and clinical evidence, *Nutr Cancer,* 2009; 61 (6): 811-5.
296. Kim ND et al, chemopreventive and adjuvant therapeutic potential of promegranate (Punica Granatum) for human breast cancer, Breast Cancer Research and Treatment, 2002; 71: 203-217
297. Chakraborty S-et Al, structural insights into Resveratrol's antagonist and partial agonist actions on estrogen receptor alpha, *BMC Struct Biol*, 2013; 13: 27.
298. Tsubura A et al, Anticancer effects of garlic and garlic-derived compounds for breast cancer control, *Anticancer Agent Med Chem*, 2011; 11(3): 249-53.
299. Tuorkey Mj et al, Curcumin a potent cancer preventive agent: Mechanisms of cancer cell killing, *interv Med Appl Sci*, 2014 Dec; 6 (4): 139-46.
300. Ebasish Bandyopadhyay, farmer to pharmacist: curcumin as an anti-invasive and antimetastatic agent for the treatment of cancer, *Front Chem*, 2014; 2: 113.
301. Pudenz M et al, impact of soy isoflavones on the epigenome in cancer prevention, *Nutrients*, 2014; 6 (10): 4218-72.
302. Sarkar FH et al, soy isoflavones and cancer prevention, *Cancer Invest*, 2003; 21(5): 744-57.
303. Chisato Nagata et al, Factors to consider in the association between soy isoflavone intake and Breast Cancer risk, *J Epidemiol*, 2010; 20 (2): 83-89.

304. Lee SA et al, Adolescent and adult soy food intake and breast cancer risk: results from the Shanghai Women's Health Study, *Am J Clin Nutr,* 2009; 89 (6): 1920-6.
305. Parracho H., Mc Cartney A.L., Gibson G.R.-Probiotics and Prebiotics in infant nutrition. *Proceedings of the Nutrtion Society*. 2007; 66: 405-411.
306. Westerbeek E.A., Van den Berg A., Lafeber H. N., et al – The intestinal bacterial colonization in preterm infants: a review of the literature. *Clin Nutr*, 25, 361-368, 2006.
307. Nutrition infos-Alimentation : les premiers pas. Avril-mai-juin 2009 ; n°8 : 19-28.
308. Wills-Karp M.et al –The germless theory of allergic disease: revisiting the hygiene hypothesis. *Nature Reviews Immunology* 2001 oct vol 1 69-75.
309. Treatment of symptomatic diabetic polyneuropathy with the antioxidant alpha-lipoic acid: a meta-analysis.Ziegler D, Nowak H, Kempler P, Vargha P, Low PA. *Diabet Med.* 2004 Feb; 21(2):114-21.
310. Effects of 3-week oral treatment with the antioxidant thioctic acid (alpha-lipoic acid) in symptomatic diabetic polyneuropathy.Ruhnau KJ, Meissner HP, Finn JR, Reljanovic M, Lobisch M, Schütte K, Nehrdich D, Tritschler HJ, Mehnert H, Ziegler D. *Diabet Med.* 1999 Dec; 16(12):1040-3.
311. Treatment of diabetic polyneuropathy with the antioxidant thioctic acid (alpha-lipoic acid): a two years multicenter randomized double-blind placebo-controlled trial (ALADIN II). Alpha Lipoic Acid in Diabetic Neuropathy.Reljanovic M, Reichel G, Rett K, Lobisch M, Schuette K, Möller W, Tritschler HJ, Mehnert H. *Free Radic Res.* 1999 Sep; 31(3):171-9.
312. Treatment of symptomatic diabetic polyneuropathy with the antioxidant alpha-lipoic acid: a 7-month multicenter randomized controlled trial (ALADIN III Study). ALADIN III

Study Group. Alpha-Lipoic Acid in Diabetic Neuropathy.Ziegler D, Hanefeld M, Ruhnau KJ, Hasche H, Lobisch M, Schütte K, Kerum G, Malessa R. Diabetes Care. 1999 Aug; 22(8):1296-301.

313. Clinical experience with thioctacid (thioctic acid) in the treatment of distal symmetric polyneuropathy in Korean diabetic patients.Hahm JR, Kim BJ, Kim KW. *J Diabetes Complications.* 2004 Mar-Apr; 18(2):79-85.

314. Alpha-lipoic acid in the treatment of diabetic peripheral and cardiac autonomic neuropathy.Ziegler D, Gries FA. *Diabetes.* 1997 Sep;46 Suppl 2: S62-6.

315. Oral treatment with alpha-lipoic acid improves symptomatic diabetic polyneuropathy: the SYDNEY 2 trial.Ziegler D, Ametov A, Barinov A, Dyck PJ, Gurieva I, Low PA, Munzel U, Yakhno N, Raz I, Novosadova M, Maus J, Samigullin R. *Diabetes Care.* 2006 Nov; 29(11):2365-70.

316. Thioctic acid for patients with symptomatic diabetic polyneuropathy: a critical review.Ziegler D. *Treat Endocrinol.* 2004; 3(3):173-89.

317. The antioxidant alpha-lipoic acid improves endothelial dysfunction induced by acute hyperglycaemia during OGTT in impaired glucose tolerance.Xiang GD, Sun HL, Zhao LS, Hou J, Yue L, Xu L. *Clin Endocrinol (Oxf).* 2008 May; 68(5):716-23. Epub 2007 Dec 7.

318. Alpha-lipoic acid improves vascular endothelial function in patients with type 2 diabetes: a placebo-controlled randomized trial.Heinisch BB[1], Francesconi M, Mittermayer F, Schaller G, Gouya G, Wolzt M, Pleiner J. *Eur J Clin Invest.* 2010 Feb ;40(2) :148-54. Doi : 10.1111/j.1365-2362.2009.02236. x . Epub 2009 Dec 27.

319. Oral administration of RAC-alpha-lipoic acid modulates insulin sensitivity in patients with type-2 diabetes mellitus: a placebo-controlled pilot trial.Jacob S, Ruus P, Hermann R, Tritschler HJ, Maerker E, Renn W, Augustin HJ, Dietze GJ, Rett K. Free Radic Biol Med. 1999 Aug; 27(3-4):309-14.
320. Alpha-lipoic acid: a multifunctional antioxidant that improves insulin sensitivity in patients with type 2 diabetes.Evans JL, Goldfine ID. *Diabetes Technol Ther.* 2000 Autumn; 2(3):401-13.
321. Burning mouth syndrome (BMS): controlled open trial of the efficacy of alpha-lipoic acid (thioctic acid) on symptomatology.Femiano F, Gombos F, Scully C, Busciolano M, De Luca P. *Oral Dis*. 2000 Sep; 6(5):274-7.
322. Burning mouth syndrome (BMS): an open trial of comparative efficacy of alpha-lipoic acid (thioctic acid) with other therapies.Femiano F. *Minerva Stomatol.* 2002 Sep; 51(9):405-9.
323. Burning mouth syndrome (BMS): double blind controlled study of alpha-lipoic acid (thioctic acid) therapy.Femiano F, Scully C. *J Oral Pathol Med.* 2002 May; 31(5):267-9.
324. [Lipoic acid as a means of metabolic therapy of open-angle glaucoma].[Article in Russian]Filina AA, Davydova NG, Endrikhovskiĭ SN, Shamshinova AM. *Vestn Oftalmol.* 1995 Oct-Dec; 111(4):6-8.
325. Idiopathic dysgeusia; an open trial of alpha lipoic acid (ALA) therapy.Femiano F, Scully C, Gombos F. *Int J Oral Maxillofac Surg.* 2002 Dec; 31(6):625-8
326. A randomized double-blind placebo-controlled trial of thioctic acid in migraine prophylaxis.Magis D, Ambrosini A, Sándor P, Jacquy J, Laloux P, Schoenen J. *Headache.* 2007 Jan; 47(1):52-7.

327. Randomized, placebo-controlled, double blind study on the clinical efficacy of a cream containing 5% alpha-lipoic acid related to photoageing of facial skin.Beitner H. *Br J Dermatol.* 2003 Oct; 149(4):841-9.
328. Metabolic changes induced by maximal exercise in human subjects following L-carnitine administration.Siliprandi N, Di Lisa F, Pieralisi G, Ripari P, Maccari F, Menabo R, Giamberardino MA, Vecchiet L. *Biochim Biophys Acta.* 1990 Apr 23; 1034(1):17-21.
329. Influence of L-carnitine administration on maximal physical exercise.Vecchiet L, Di Lisa F, Pieralisi G, Ripari P, Menabò R, Giamberardino MA, Siliprandi N. *Eur J Appl Physiol Occup Physiol.* 1990;61(5-6):486-90.
330. Effect of L-carnitine supplementation on muscle and blood carnitine content and lactate accumulation during high-intensity sprint cycling.Barnett C, Costill DL, Vukovich MD, Cole KJ, Goodpaster BH, Trappe SW, Fink WJ. *Int J Sport Nutr.* 1994 Sep; 4(3):280-8.
331. Carnitine supplementation: effect on muscle carnitine and glycogen content during exercise.Vukovich MD, Costill DL, Fink WJ. *Med Sci Sports Exerc.* 1994 Sep; 26(9):1122-9.
332. The effects of L-carnitine supplementation on performance during interval swimming.Trappe SW, Costill DL, Goodpaster B, Vukovich MD, Fink WJ. *Int J Sports Med.* 1994 May; 15(4):181 5(4):181-5.
333. Effects of L-carnitine supplementation on physical performance and energy metabolism of endurance-trained athletes: a double-blind crossover field study.Colombani P, Wenk C, Kunz I, Krähenbühl S, Kuhnt M, Arnold M, Frey-Rindova P, Frey W, Langhans W. Eur J Appl Physiol Occup

Physiol. 1996 ;73(5) :434-9. *Eur J Appl Physiol Occup Physiol.* 1996 ;73(5) : 434-9.

334. Long-term administration of L-carnitine to humans: effect on skeletal muscle carnitine content and physical performance.Wächter S, Vogt M, Kreis R, Boesch C, Bigler P, Hoppeler H, Krähenbühl S. *Clin Chim Acta.* 2002 Apr; 318(1-2):51-61.
335. Effects of four weeks L-carnitine L-tartrate ingestion on substrate utilization during prolonged exercise.Broad EM, Maughan RJ, Galloway SD. *Int J Sport Nutr Exerc Metab.* 2005 Dec; 15(6):665-79.
336. L -Carnitine and the recovery from exhaustive endurance exercise: a randomised, double-blind, placebo-controlled trial.Stuessi C, Hofer P, Meier C, Boutellier U. *Eur J Appl Physiol.* 2005 Dec; 95(5-6):431-5. Epub 2005 Sep 29.
337. The role of carnitine in myocardial dysfunction.Pauly DF, Pepine CJ. *Am J Kidney Dis.* 2003 Apr; 41(4 Suppl 4): S35-43.
338. L-carnitine in the treatment of chronic myocardial ischemia. An analysis of 3 multicenter studies and a bibliographic review].[Article in Italian]Fernandez C, Proto C. *Clin Ter.* 1992 Apr; 140(4):353-77.
339. Effects of L-carnitine administration on left ventricular remodeling after acute anterior myocardial infarction: the L-Carnitine Ecocardiografia Digitalizzata Infarto Miocardico (CEDIM) Trial.Iliceto S, Scrutinio D, Bruzzi P, D'Ambrosio G, Boni L, Di Biase M, Biasco G, Hugenholtz PG, Rizzon P. *J Am Coll Cardiol.* 1995 Aug; 26(2):380-7.
340. Acetyl-L-carnitine (levacecarnine) in the treatment of diabetic neuropathy. A long-term, randomised, double-blind, placebo-controlled study.De Grandis D, Minardi C. *Drugs R D.* 2002; 3(4):223-31.

341. Acetyl-L-carnitine improves pain, nerve regeneration, and vibratory perception in patients with chronic diabetic neuropathy: an analysis of two randomized placebo-controlled trials.Sima AA, Calvani M, Mehra M, Amato A; Acetyl-L-Carnitine Study Group. *Diabetes Care.* 2005 Jan; 28(1):89-94.
342. [The impact of carnitine on serum ammonia concentration and lipid metabolism in patients with alcoholic liver cirrhosis].[Article in Polish] Łapiński TW, Grzeszczuk A. *Pol Merkur Lekarski.* 2003 Jul; 15(85):38-41.
343. Propionyl l-carnitine: intermittent claudication and peripheral arterial disease.Andreozzi GM. *Expert Opin Pharmacother.* 2009 Nov; 10(16):2697-707. doi: 10.1517/14656560903215871.
344. Risk assessment for carnitine.Hathcock JN, Shao A. *Regul Toxicol Pharmacol.* 2006 Oct; 46(1):23-8. Epub 2006 Aug 9.
345. Role of acetyl-L-carnitine in the treatment of diabetic peripheral neuropathy.Evans JD, Jacobs TF, Evans EW. Ann Pharmacother. 2008 Nov; 42(11):1686-91. doi: 10.1345/aph.1L201. Epub 2008 Oct 21.
346. Ernster L, Dallner G: Biochemical, physiological and medical aspects of ubiquinone function. *Biochim Biophys Acta* 1271: 195-204, 1995.
347. Koeth, R. A. et al (2013), « *Intestinal microbiota metabolism of l-carnitine, a nutrient in red meat, promotes atherosclerosis* »; *Nature Med. DOI/résumé.*
348. Chris Woolston (2013), *Red meat + wrong bacteria = bad news for hearts Microbes turn nutrient in beef into an artery-clogging menace; Nature News* 2013-04-07.
349. Linus Pauling Institute at Oregon State University [archive]**(en)** Oxford University, « Safety data for

coenzyme Q10 » [archive], sur *http://msds.chem.ox.ac.uk [archive]*, 28 mars 2007.

350. Bourlioux P, Koletzko B, Guarner F, Braesco V. The intestine and its microflora are partners for the protection of the host: report on the Danone symposium «The intelligent intestine ». Am J Clin Nutr 2003; 78: 675-83.

351. Dutton PL, Ohnishi T, Darrouzet E, Leonard, MA, Sharp RE, Cibney BR, Daldal F and Moser CC. 4 Coenzyme Q oxidation reduction reactions in mitochondrial electron transport (p. 65-82) in Coenzyme Q: Molecular mechanisms in health and disease edited by Kagan VE and Quinn PJ, CRC Press (2000), Boca Raton.

352. Shindo, Y., Witt, E., Han, D., Epstein, W., and Packer, L., Enzymic and non-enzymic antioxidants in epidermis and dermis of human skin, Invest. Dermatol, 102 (1994) 122-124.

353. Crane FL, Hatefi Y, Lester RL, Widmer C: Isolation of a quinone from beef heart mitochondria. *Biochim Biophys Acta* 25 : 220-221, 1957.

354. Département de biochimie, Université de Montréal, Québec, Canada. 2007.

355. Kalén A, Appelkvist E-L, Dallner G: Age-related changes in the lipid compositions of rat and human tissues. *Lipids* 24: 579-584, 1989.

356. McMurray JV, Dunselman P, Wedel H et Als. *Coenzyme Q10, rosuvastatin, and clinical outcomes in heart failure: a pre-specified substudy of CORONA (Controlled Rosuvastatin Multinational Study in Heart Failure)* [archive], *J Am Coll Cardiol*, 2010;56:1196–1204.

357. Molyneux SL, Florkowski CM, George PM et Als. *Coenzyme Q10: an independent predictor of mortality in chronic heart failure* [archive], J Am Coll Cardiol, 2008; 52:1435–1441.

358. Weber C: Dietary intake and absorption of coenzyme Q. In: Kagan VE, Quinn PJ: Coenzyme Q: Molecular mechanisms in health and disease.*CRC Press*, p. 209-215, 2001
359. Williams KD, Maneka JD, AbdelHameed M, Hall RL, PalmerTE, Kitano M, Hidaka T: 52-Week oral gavage chronic toxicity study with ubiquinone in rats with a 4-week recovery. *J Agric Food Chem* 47: 3756-3763, 1999.
360. Efficacy of oral long-term N-acetylcysteine in chronic bronchopulmonary disease: a meta-analysis of published double-blind, placebo-controlled clinical trials.Grandjean EM, Berthet P, Ruffmann R, Leuenberger P. *Clin Ther.* 2000 Feb; 22(2):209-21.
361. The effect of oral N-acetylcysteine in chronic bronchitis: a quantitative systematic review.Stey C, Steurer J, Bachmann S, Medici TC, Tramèr MR. *Eur Respir J.* 2000 Aug; 16(2):253-62.
362. Cost-effectiveness analysis of oral N-acetylcysteine as a preventive treatment in chronic bronchitis.Grandjean EM, Berthet PH, Ruffmann R, Leuenberger P. *Pharmacol Res.* 2000 Jul; 42(1):39-50
363. Effects of N-acetylcysteine on outcomes in chronic obstructive pulmonary disease (Bronchitis Randomized on NAC Cost-Utility Study, BRONCUS): a randomised placebo-controlled trial.Decramer M, Rutten-van Mölken M, Dekhuijzen PN, Troosters T, van Herwaarden C, Pellegrino R, van Schayck CP, Olivieri D, Del Donno M, De Backer W, Lankhorst I, Ardia A. *Lancet.* 2005 Apr 30-May 6; 365(9470):1552-60.
364. Attenuation of influenza-like symptomatology and improvement of cell-mediated immunity with long-term N-

acetylcysteine treatment.De Flora S, Grassi C, Carati L. *Eur Respir J.* 1997 Jul ;10(7):1535-41.

365. N-acetyl-cysteine in the therapy of HIV-positive patients.Dröge W, Breitkreutz R. *Curr Opin Clin Nutr Metab Care.* 1999 Nov; 2(6):493-8.
366. Glutathione and immune function.Dröge W, Breitkreutz R. *Proc Nutr Soc.* 2000 Nov; 59(4):595-600.
367. The effect of N-acetylcysteine supplementation upon viral load, CD4, CD8, total lymphocyte count and hematocrit in individuals undergoing antiretroviral treatment.Spada C, Treitinger A, Reis M, Masokawa IY, Verdi JC, Luiz MC, Silveira MV, Michelon CM, Avila-Junior S, Gil ID, Ostrowskyl S. *Clin Chem Lab Med.* 2002 May; 40(5):452-5.
368. Effect of N-acetyl-L-cysteine on lymphocyte apoptosis, lymphocyte viability, TNF-alpha and IL-8 in HIV-infected patients undergoing anti-retroviral treatment.Treitinger A, Spada C, Masokawa IY, Verdi JC, Van Der Sander Silveira M, Luis MC, Reis M, Ferreira SI, Abdalla DS. *Braz J Infect Dis.* 2004 Oct;8(5):363-71. Epub 2005 Mar 17.
369. N-acetylcysteine suppression of the proliferative index in the colon of patients with previous adenomatous colonic polyps.Estensen RD, Levy M, Klopp SJ, Galbraith AR, Mandel JS, Blomquist JA, Wattenberg LW. *Cancer Lett.* 1999 Dec 1; 147(1-2):109-14.
370. Failure of N-acetylcysteine to reduce low-density lipoprotein oxidizability in healthy subjects.Kleinveld HA, Demacker PN, Stalenhoef AF. *Eur J Clin Pharmacol.* 1992; 43(6):639-42.
371. N-acetylcysteine potentiates the antihypertensive effect of angiotensin converting enzyme inhibitors.Suárez C, del Arco C, Lahera V, Ruilope LM. *Am J Hypertens.* 1995 Aug; 8(8):859

372. EUROSCAN, a randomized trial of vitamin A and N-acetylcysteine in patients with head and neck cancer or lung cancer. For the EUropean Organization for Research and Treatment of Cancer Head and Neck and Lung Cancer Cooperative Groups.van Zandwijk N, Dalesio O, Pastorino U, de Vries N, van Tinteren H. *J Natl Cancer Inst.* 2000 Jun 21; 92(12):977-86.
373. N-acetyl-cysteine is a novel adjuvant to clomiphene citrate in clomiphene citrate-resistant patients with polycystic ovary syndrome.Rizk AY, Bedaiwy MA, Al-Inany HG. *Fertil Steril.* 2005 Feb; 83(2):367-70.
374. Bengmark.S., »Ecological control of the gastrointestinal tract. The role of probiotic fglora », *Gut*, 1998.42 (1): P.2-7.
375. Alvarez-Olmos, M.I.and R.A. Oberhelman, « Probiotic agents and infectious diseases: a modern perspective on a traditional therapy », *Clin Infect Dis*, 2001.32(11): P.1567-76.
376. Sheu.B.S., et al., « Impactof supplement with Lactobacillus-and bifibacterium-contening yogurt on trple therapy for Helicobacter pylori eradication », *Alimentpharmacol Ther,* 2002.16: p.1669-75.
377. Montalto, M. et al « Probiotics: history, definition, requirements and possible therapeutic applications », *Ann Ital Med Int,* 2002.17(3): p.360-6.
378. Duffy L.C., « Interactions mediating bacterial translocation in the immature intestine », *J Nutr,* 2000. 130(2S Suppl): p. 432S-436S.
379. Lievin-Le Moal,V, et al, « Lactobacillus acidophillus (Strain LB) from the resident adult human gastrointestinal microflora exerts activity against brush border damage promoted by a diarrheogenic Escherichie coli in human enterocyte- like cells », *Gut*, 2002.50(6): p.803-11.

380. Surawicz, C.M., « Probiotics, antibiotic-associeted diarrhoea and Clostridium Difficile diarrhoea in humans », *Best Pract Res Clin Gastroenterol*, 2003. 17(5): p775-83.
381. Hogenauer, C., et al., « Mechanisms and management of antibiotic-associated diarrhea », *Clin Infect Dis*, 1998. 27(4): p702-10
382. Bergogne-Berezin, E., »Treatment and prventio of antibiotic associated diarrhea », *Int J Antimicrob Agents*, 2000. 16(4): P521-6.
383. Veereman-Wauters, G Pouchitis prevention with probiotics, *J Pediiatr Gastroenterol Nutr*, 2003.37(5): p .636.
384. Gionchetti,P., et al. « Probiotics for the traitmentt of prospective complications following intestinal surgery », Best Pract Res *Clin Gastrenterol*,2003.17(5): P.821-31.
385. Roberfroid, M.B., « prebiotics and probiotics: are they functional foods? *Am J Clin Nutr*, 2000. 71 (6suppl): p.1682S-7S; discussion 1688S-90S.
386. Probiotics and colon cancer » Best Pract Res *Clin Gastroenterol*, 2003.17(5): p849-59
387. Cross, M.L and H.S. Gill, « Can immunoregulatory lactic acid bacteria be usedas dietary supplements to limit allergies? », *Int Arch Allergy Immunol*, 2001.125(2): p.112-9.
388. Isolauri, E., et al., « probiotics in the management of atopic eczema », *Clin Exp Allergy*, 2000.30(11): p.1604-10.
389. Mpiraglia del Giudice, H., Jr., de Luca, and Capristo, « probiotics and atopic dermatitis.A new strategy in atopic dermatitis »,*Dig Liver Dis*,2002.34 suppl2:p.S68-71.
390. Ggorbach, S.L "probiotics in thethirth millennium"
391. Farthing, M.J. »Rreview article: prevention and treatment of travellers'diarrhoea », *Aliment Pharmacol* Ther, 1991.5(1): p.15-30.

392. Elmer, G.W., « probiotics: »living drugs » », *Am J Health Syst Pharm*, 200158(12) p.1101-9.
393. Favier, G, ezt al. « Fecalbeta D-galactisidase production ans Bifidobacteria are decreased in crohn's disease »*Dig Dis Sci*, 1997.42(4): p.817-22.
394. PasseportSanté.net, section Solutions, fiche Ail. www.passeportsante.net
395. S S Mariti et al, A Prospective Study of Bowel Mortility and Related Factors on Breast Cancer Risk, *Cancer Epidemiol Bomarkers Prev*. 2008, 17, 1746.
396. M S Micozzi et al. Bowel Function and Breast Cancer in US Women, *Am J Public Heaith, 1989, 79 (1): 73-75.*
397. N B Javit et al, Breast-gut connection: origin of chenodexoxycholic acid in breast cyst fluid, *Lancet*, 1994, 343 (8898), 633-5
398. R. Greiner et al, Phytate-an undesirable constituent of plant-based foods? *Journal fur Ernahrungsmedizin*, 2006, 8 (3) : 18-28.
399. Jean-paul Curtay Nutrithérapie " Bases Scientifiques et Pratique Médicale.
400. MEISTER A., « Biosynthèsis and functions of glutathione, an essential biofactor », in KOBAYASHI T., Vitamins and biofactors in life science, Center for academic Publications, Tokyo, 1992; 1-6.
401. HSU J. M et al., "impairment of cystine -35S incorporation into skin protein by zinc-deficient rats", J Nutr 1971; 101: 445-452.
402. Siegel, RL ; Miller, KD ; Jemal, A. Statistiques sur le cancer, 2016. *CA Cancer J. Clin.* **2016**, *66*, 7–30. [**Google Scholar**] [**CrossRef**] [**PubMed**][**Version verte**]
403. Sorlie, T. ; Tibshirani, R. ; Parker, J. ; Hastie, T. ; Marron, JS ; Nobel, A. ; Deng, S. ; Johnsen, H. ; Pesich, R. ; Geisler, S.

; et coll. Observation répétée de sous-types de tumeurs mammaires dans des ensembles de données d'expressiongénique
indépendants. *Proc. Natl. Acad. Sci. État Unis* **2003**, *100*,8418–8423. [**GoogleScholar**][**CrossRef**] [**PubMed**][**Version verte**]

404. Hu, Z. ; Fan, C. ; Oh, DS ; Marron, JS ; Lui, X. ; Qaqish, BF ; Livasy, C. ; Carey, LA ; Reynolds, E. ; Dressler, L. ; et coll. Les portraits moléculaires des tumeurs mammaires sont conservés sur toutes les plateformes de puces à ADN. *BMCGénom.* **2006** , *7* ,96.[**GoogleScholar**] **CrossRef**] [**PubMed**][**Version verte**]

405. Jemal, A. ; Siegel, R. ; Ward, E. ; Hao, Y. ; Xu, J. ; Murray, Y. ; Thun, MJ Cancer Statistics, 2008. *CA Cancer J. Clin.* **2008**, *58*, 71–96. [**Google Scholar**] [**CrossRef**] [**PubMed**]

406. Mikó, E. ; Kovács, T. ; Sebo, E. ; Toth, J. ; Csonka, T. ; Ujlaki, G. ; Sipos, A. ; Szabo, J. ; Méhes, G.; Bai, P. Interactions microbiome-métabolome microbien-cellules cancéreuses dans le cancer du sein-familières, mais inattendues. *Cellules* **2019**, *8*, 293. [**Google Scholar**] [**CrossRef**][**Version verte**]

407. Jovel, J. ; Patterson, J. ; Wang, W. ; Hotte, N. ; O'Keefe, S. ; Mitchel, T. ; Perry, T. ; Kao, D. ; Maçon, AL ; Madsen, KL ; et coll. Caractérisation du microbiome intestinal à l'aide de la métagénomique 16S ou Shotgun. *De face. Microbiol.* **2016**, *7*, 459. [**Google Scholar**] [**CrossRef**][**Version verte**]

408. e-métabolome microbien-cellules cancéreuses dans le cancer du sein-familières, mais inattendues. *Cellules* **2019**, *8*, 293. [**Google Scholar**] [**CrossRef**][**Version verte**]

409. Jovel, J. ; Patterson, J. ; Wang, W. ; Hotte, N. ; O'Keefe, S. ; Mitchel, T. ; Perry, T. ; Kao, D. ; Maçon, AL ; Madsen, KL ; et

coll. Caractérisation du microbiome intestinal à l'aide de la métagénomique 16S ou Shotgun. *De face. Microbiol.* **2016**, *7,* 459. [**Google Scholar**] [**CrossRef**][**Version verte**]
410. Mécanismes d'action du microbiote mammaire et intestinal dans la pathogenèse et le traitement du cancer du seinpar Aurore Laborda-Illanes1,2, Lidia Sanchez-Alcoolado1,2, María Emilia Dominguez-Recio1, Begoña Jimenez-Rodriguez1,Rocio Lavado1,Iñaki Comino-Méndez1,Emilio Alba1,*etMaría Isabel Queipo-Ortuño1,*ORCIDE

REMERCIEMENTS

Tous mes remerciements les plus sincères :

Madame ISABELLE MINET enseignante retraitée pour la correction de cet ouvrage.

Mademoiselle MARINE MINET étudiante en Droit pour la participation à la correction et la critique de cet ouvrage.

Mademoiselle ELODIE DENIMAL, spécialiste dans l'agro-alimentaire, pour ses encouragements et sa participation à correction de ce livre.

Cancer du sein

Comment le prévenir par la nutrition

Le cancer du sein est la première cause de mortalité par cancer chez les femmes dans les pays développés. En France, il touche plus de 53000 femmes par an. Ce cancer est acquis dans 95 % des cas, et dans 5% des cas il est d'origine génétique. Le Dr Dieudonné MOUTAPAM Médecin Nutritionniste, Morphologue, Esthétique et Anti-Âge, Praticien Hospitalier titulaire, nous montre comment prévenir ce cancer même lorsque nous sommes génétiquement prédisposés. Le cancer du sein est lié en majeure partie au dysfonctionnement des œstrogènes. Ce dysfonctionnement est en lien avec des perturbations du microbiote intestinal. Il existe un microbiote spécifique du sein qui est en étroite collaboration avec celui de l'intestin. Toute perturbation de ce microbiote intestinal a un impact direct sur celui du sein. Comment explorer et optimiser le microbiote intestinal ? Comment moduler de façon naturelle les œstrogènes responsables du cancer du sein ? quels sont les légumes anticancer du sein ? L'intestin, pilier de notre système immunitaire joue un rôle majeur dans la protection contre ce cancer. Une carence en vitamine D peut favoriser l'apparition des métastases du cancer du sein. Le soja, les grains de lin, le curcuma et le brocoli sont de puissants protecteurs du cancer du sein. Quel est le rôle de l'activité physique dans la prévention de ce cancer ? Un ouvrage facile à lire, qui balaye tous les champs de la prévention du cancer du sein.

Page de garde

Page vierge